BEI GRIN MACHT SICH IHR WISSEN BEZAHLT

AF139637

- Wir veröffentlichen Ihre Hausarbeit,
  Bachelor- und Masterarbeit

- Ihr eigenes eBook und Buch -
  weltweit in allen wichtigen Shops

- Verdienen Sie an jedem Verkauf

Jetzt bei www.GRIN.com hochladen und kostenlos publizieren

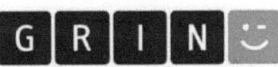

Bibliografische Information der Deutschen Nationalbibliothek:

Die Deutsche Bibliothek verzeichnet diese Publikation in der Deutschen National-bibliografie; detaillierte bibliografische Daten sind im Internet über http://dnb.d-nb.de/ abrufbar.

Impressum:

Copyright © 2016 GRIN Verlag
Druck und Bindung: Books on Demand GmbH, Norderstedt Germany
ISBN: 9783668263420

Dieses Buch bei GRIN:

https://www.grin.com/document/335877

Katrin Schoefer

Tipps, Tricks und Rezepte zu Gesundheit und Ernährung. Teil II

Ein Blog-Tagebuch

GRIN Verlag

GRIN - Your knowledge has value

Der GRIN Verlag publiziert seit 1998 wissenschaftliche Arbeiten von Studenten, Hochschullehrern und anderen Akademikern als eBook und gedrucktes Buch. Die Verlagswebsite www.grin.com ist die ideale Plattform zur Veröffentlichung von Hausarbeiten, Abschlussarbeiten, wissenschaftlichen Aufsätzen, Dissertationen und Fachbüchern.

Besuchen Sie uns im Internet:

http://www.grin.com/

http://www.facebook.com/grincom

http://www.twitter.com/grin_com

Tipps, Tricks und Rezepte zu Gesundheit und Ernährung

Mein Blog-Tagebuch

– Teil 2 –

01. Januar bis 30. Juni 2016

Inhalt

1 Einleitung

Es war ein spannendes 1. Halbjahr 2016 für mich. Mein Blog erfreut sich einer immer größer werdenden Beliebtheit. Mit diesem Erfolg habe ich nicht gerechnet.

Der 2. Teil meines Blog-Tagebuches beginnt im Januar 2016 und endet im Juni 2016.

Viele spannende Themen habe ich veröffentlicht. Die Anzahl der Besucher meiner Homepage und meines Blogs geben mir recht, dass ich mit meinen Themen immer am Puls der Zeit bin.

Meine Besucherzahl: Stand am 30.Juni 2016 176.000 Zugriffe auf meine Homepage und auf meinen Blog. Danke dafür!

Der zweite Teil meines Blogtagebuches, informiert Euch über Themen rund um die Gesundheit und Ernährung. Dabei geht es in alle Richtungen, die Ihr Euch zu diesem Themenbereich vorstellen könnt.
Tipps, Tricks, Rezepte und viele weitere Hinweise werde ich Euch mitteilen.

Viel Spaß dabei!

Über Feedbacks würde ich mich riesig freuen und konstruktive Kritik wird immer wieder gerne genommen.

www.gesundheits-und-ernaehrungs-trainer.de

www.katrins-gesundheits-und-ernährungsblog.de

1.1 Fort- und Weiterbildung

Im Mai 2016 habe ich mich über zwei Fortbildungen im Bereich Gesundheit und Ernährung weiter qualifiziert. Mein Diploma in Ernährung habe ich mit Auszeichnung bestanden, ebenso mein Vitamin D Berater (IVD) im Institut VitaminDelta.

Auf meiner Homepage könnt ihr euch die Zertifikate anschauen.

1.2 Selbsthilfegruppe

In einem Blogbeitrag (siehe Pkt. 16) habe ich über das Thema Mobbing einen Beitrag veröffentlicht.

Im Juni 2016 war es dann endlich soweit, die Selbsthilfegruppe hat sich unter dem Dachverband „KISS" http://www.kiss-friesland.de/ gegründet.

Termine oder Fragen zu dieser Selbsthilfegruppe "Mobbing am Arbeitsplatz" beantworten Euch gerne die Mitarbeiter von KISS. Telefonnummer und andere Informationen findet Ihr auf der Homepage von KISS.

2 Entspannung für Körper und Geist

Entspannungstechniken gehören zu einer gesunden Lebensführung dazu, genauso wie eine gesunde, regionale und vollwertige Ernährung und Bewegung.

Es gibt so viele Möglichkeiten der Entspannung, so dass ich Euch hier nur einige vorstellen möchte und zwar die, mit denen ich super zurechtkomme.

Ihr habt die Möglichkeit, Kurse für Entspannungstechniken zu besuchen, deren Kosten von den gesetzlichen Krankenkassen teilweise übernommen werden. Es gibt auch die Möglichkeit des Selbststudiums durch das Hören von CD´s, das Lesen von Büchern oder das Anschauen von DVD´s.

2.1 HEDE-Training®

Einleitung:
Mit der Stabilisierung und Stärkung gesundheitlicher Ressourcen, stehe ich den Klienten zur Seite, um mit ihnen individuelle Lösungen zu entwickeln, die Ihre Lebensqualität verbessern können. Ich unterstütze die Klienten dabei, ein psychologisches Verständnis Ihrer Krankheit zu entwickeln und zu einem positiven Lebensgefühl zu gelangen. Dies eröffnet Ihnen die Chance medizinische Therapien bewusster anzunehmen und die Selbstheilungsprozesse Ihres Körpers positiv zu beeinflussen. Diese Form der Gesundheitsberatung ist unter dem Begriff Salutogenese zu betrachten.
Weiterführende Literatur

Ziele des Trainings sind zu lernen,
– wie man mit aktuellen oder chronischen Belastungen umgehen kann, ohne krank zu werden
– wie man auch schwierige Zeiten ohne ernsthafte psychische oder physische Beeinträchtigungen überstehen kann
– wie man die eigenen Potentiale besser nutzen und erweitern kann
Sich mit dem eigenen Verständnis von Gesundheit auseinandersetzen

Außerdem:
– Das Salutogenese-Modell kennenlernen und es für die eigene Gesundheit nutzen
– Mit den Belastungen des Alltags so umgehen, dass die Gesundheit nicht beeinträchtigt wird
– Das Wohlbefinden steigern
– Mit neuen oder anstrengenden Situationen besser fertig werden
– Mehr Zutrauen in die eigenen Fähigkeiten gewinnen
– Lernen, die eigenen Ressourcen besser zu nutzen

Das HEDE-Training® wurde entwickelt von Dr. Alexa Franke und Dr. Maibritt Witte.
Das HEDE-Training® basiert auf der Theorie der Salutogenese
von Aaron Antonovsky.
Hier werden individuelle Widerstandsressourcen wiederentdeckt und/oder aufgebaut, außerdem wird unser Kohärenzgefühl (Wohlbefinden) gestärkt.
Näheres dazu auf meiner Homepage.
Diese HEDE-Training® übe ich in meiner Praxis aus.

2.2 Yoga-Namastē

Eine meiner Lieblingsübungen ist der „Sonnengruß"

2.3 Die 5 Tibeter

Übung ist gerade für Anfänger einfach in der Durchführung.
Yoga Übungen – die 5 Tibeter

Hier findet Ihr Übungen für Anfänger und Fortgeschrittene
Yoga Übungen
*Grußfomel beim Yoga

2.4 Falun Dafa

Hier geht es um die Eigenschaften Zhen – Wahrhaftigkeit, Shan – Barmherzigkeit
und Ren – Nachsicht
Falun Dafa
Was ist Falun Gong_Falun Dafa

Einführung in Falun Gong bzw. Falun Dafa
Falun Gong Übung 1 : Buddha streckt tausende von Händen aus
Falun Gong Übung 2 : Falun-Pfahlstellung
Falun Gong Übung 3 : Die beiden kosmischen Pole verbinden
Falun Gong Übung 4 : Falun-Himmelskreis
Falun Gong Übung 5 : Meditation – Verstärkung der göttlichen Fähigkeiten

2.5 Qi Gong

Qi Gong Gesellschaft Deutschland
Qi Gong Wirkung

2.6 Body Scan

Body Scan mit Musik, dazu legt Ihr Euch auf die Yogamatte, schön mit einer warmen
Decke zudecken und dann entspannen!
Body-Scan-mit-Musik

2.7 Autogenes Training

Die Grundübung für Autogenes Training (AT) besteht im Wesentlichen aus sechs
aufeinander aufbauenden, formelhaften Sätzen:

1. Schwereübung: – Mein rechter Arm ist schwer, 4-6-mal wiederholen
2. Wärmeübung: – Mein rechter (linker) Arm ist warm, 4-6-mal wiederholen
3. Herzübung: – Mein Herz schlägt regelmäßig und ruhig, 4-6-mal wiederholen
4. Atemübung: – Mein Atem fließt ruhig" oder „Es atmet mich, 4-6-mal wiederholen
5. Bauchübung: – Mein Sonnengeflecht ist strömend warm oder – Mir ist angenehm
warm im Bauch, 4-6-mal wiederholen
6. Kopfübung: – Die Stirn ist angenehm kühl, mein Kopf ist frei und klar, 4-6-mal wiederholen

Wichtig beim AT ist die Zurücknahme aus der Entspannung. Dazu solltet Ihr Euch
recken und strecken, die Hände zu Fäusten ballen und wieder die Fäuste öffnen.
Für das AT gibt es viele Anleitungen auf CD´s, als Bücher, auf DVD´s und Ihr könnt
Kurse besuchen, die von den gesetzlichen Krankenkassen meist mit 80 % bezu-
schusst werden.

2.8 Gedankenreisen

Gedankenreisen sind in der Handhabung ganz einfach und können individuell gestal-
tet werden. Entweder Ihr lasst Euch eine Geschichte vorlesen z.B.: Einen Reisebe-
richt, dabei schließt Ihr die Augen und versucht, dass was Euch vorgelesen wird, in
Eurer Phantasie als Bilder darzustellen, träumt Euch hinein in die Geschichte.

Kurse für Gedankenreisen werden auch in der VHS angeboten. Ihr könnt Euch auch CD´s mit Gedankenreisen kaufen. Jeder so wie er mag.

Gedankenreise – Meditation
Gedankenreisen

Wenn Ihr Eure Gedankenreise beenden und in den Alltag zurückkehren wollt, dann tut es behutsam. Reckt und streckt Euch, atmet tief durch und öffnet langsam die Augen. Erst dann steht Ihr langsam wieder auf.

2.9   10 Grundsätze zur Gesundheitsförderung durch Entspannung

1. Grundsatz
Entspannung und Anspannung sind zwei Ausprägungen eines Erregungs-Kontinuums. Beide sind überlebensnotwendig und gehören zu den natürlichen Verhaltensweisen des Menschen.

2. Grundsatz
Dauerbelastung bzw. -spannung, aber auch Passivität beeinträchtigen den Spannungs-Entspannungs-Rhythmus und damit die Gesundheit und Leistungsfähigkeit des gesamten Organismus. Die Entstehung nahezu der Hälfte aller Krankheiten wird mit Stress in Zusammenhang gebracht.

3. Grundsatz
Stress und Überforderung in der Schweiz: Mehr als ein Viertel (27%) der Schweizer Bevölkerung fühlt sich oft oder sehr oft gestresst. Ein Drittel der befragten Bevölkerung gibt an, überfordert zu sein. Für die erwerbstätige Bevölkerung betragen die finanziellen Folgekosten von Stress ca. 4,2 Milliarden Franken pro Jahr.

4. Grundsatz
Anspannung und Stress gehören zum Leben. Damit Stress nicht gesundheitsgefährdend wirken kann, muss regelmäßig für Ausgleich gesorgt werden. Voraussetzung für einen Ausgleich zwischen Anspannung und Entspannung ist die bewusste Wahrnehmung des eigenen Befindens. Die verschiedenen Erregungsausprägungen werden von Menschen sehr unterschiedlich wahrgenommen und können sich auf verschiedenen Ebenen manifestieren.

5. Grundsatz
Allgemein führt Entspannung zu einer Reduktion des Aktivierungszustandes sowohl des zentralen als auch des peripheren Nervensystems. Regelmäßige Entspannung führt zu einer Steigerung des Wohlbefindens und damit der Lebensqualität. Im Umgang mit Stress stellt Entspannung nachweislich eine notwendige und wirksame Ressource dar.

6. Grundsatz
Es gibt verschiedene Maßnahmen, durch welche Entspannung und Erholung herbeigeführt werden können. Allgemein können systematische von unsystematischen Formen unterschieden werden. Wichtig ist, dass man sich regelmäßig, bewusst und aktiv entspannt. Je nach Art der vorangegangenen Beanspruchung sind unterschiedliche Erholungsmaßnahmen zu empfehlen.

7. Grundsatz

So genannte unsystematische Entspannungsmethoden sind beispielsweise: ein Bad nehmen, spazieren gehen, Musik hören, tanzen. Es sind Maßnahmen, durch die man sich im Alltag erholt und die von Mensch zu Mensch sehr unterschiedlich sind.

8. Grundsatz
Es gibt aber auch ungeeignete Entspannungsmaßnahmen wie rauchen oder Alkohol trinken. Sie haben potentielle Nebenwirkungen und sind daher als Entspannungs-möglichkeiten nicht zu empfehlen.

9. Grundsatz
Systematische Verfahren sind wissenschaftlich erforscht und empirisch abgesichert. Sie beruhen auf dem systematischen Einüben einer psychomotorischen Routine. Die klassischen Vertreter sind das Autogene Training, die Progressive Muskelrelaxation, die Meditation, die Hypnose und das Biofeedback. In ihrer Anwendung sind sie auf-wändiger und bedürfen insbesondere in der Lernphase einer fachlichen Begleitung.

10. Grundsatz
Im Hinblick auf gesundheitsförderliche Interventionen sollte das Thema Entspannung nicht monothematisch, sondern in Kombination mit weiteren verwandten Schwer-punkten wie beispielsweise Bewegung oder Ernährung behandelt werden. Bei der Planung von Interventionen darf gerade beim Thema Entspannung und Stress der Verhältnisaspekt nicht vergessen werden. Es müssen Entspannungsmöglichkeiten aufgezeigt werden, die einfach in den Alltag integrierbar sind, die der Individualität der Entspannungsbedürfnisse gerecht werden und die in ihrer Ausführung einfach sind."
Quelle: Gesundheitsförderung Schweiz, Institut für Arbeitsmedizin, Föderation der Schweizer Psychologinnen und Psychologen und Hochschule für angewandte Psy-chologie. Entspannung – 10 Grundsätze zur Gesundheitsförderung durch Entspan-nung. Ein Grundsatzdokument, Bern, 2003.

Wenn Ihr Fragen habt, dann könnt Ihr Euch gerne mit mir per E-Mail in Verbindung setzen.
gesundheits_und_ernaehrungs_trainer@arcor.de

oder weitere Informationen über meine Homepage erfahren.

Ein schönes Wochenende und viele liebe Grüße sendet Euch Katrin

3 Gemüse und Obst – in vielen Variationen, es ist für jeden etwas dabei!

3.1 Allgemeines über Gemüse und Obst

Wichtig für eine vollwertige Ernährung sind Gemüse und Obst, da sie viele Vitalstoffe (Vitamine, Mineralstoffe, Spurenelemente und Enzyme) enthalten, die unser Körper braucht. Sie haben eine hohe Nährstoffdichte, Geschmacks- und Aromastoffe, fruchteigene Zucker, Pektine und Cellulose, reichlich Ballaststoffe und Wasser.

Beim Kauf solltet Ihr unbedingt auf saisonale und regionale Produkte achten. Es ist wichtig, dass die Produkte nicht so sehr durch Schadstoffe belastet sind. Wenn es geht, kauft Eure Produkte direkt beim Erzeuger. Daher gehe ich gerne auf den Markt oder in Hofläden. Solltet Ihr die großen Handelsketten bevorzugen, dann schaut Euch die Etiketten genau an. Ein Produkt aus dem Herkunftsland Deutschland ist wesentlich frischer als ein Produkt, welches einen langen Transportweg hinter sich hat.

3.2 Saisonkalender für Gemüse, Obst und Salat

Einige Tipps für die Zubereitung und Lagerung von Gemüse und Obst
– Verarbeitet möglichst nur frisches Gemüse und Obst.
– Gemüse und Obst bitte im Gemüsefach Eures Kühlschankes aufbewahren.
– Äpfel, Tomaten und Zucchini gehören nicht in den Kühlschank.
– Äpfel und Tomaten getrennt voneinander aufbewahren.
– Südfrüchte gehören nicht in den Kühlschrank.
– Gemüse und Obst bitte nicht einweichen. Ausser Trockenfrüchte, die zum weiteren Verzehr, z.B.: für ein Müsli, vorbereitet werden.
– Gemüse und Obst immer als ganze Frucht waschen, damit Ihr nicht unnötige Vitalstoffe auswascht.
– Gemüse und Obst zum Waschen und Garen nicht zu klein schneiden, Ihr verliert dadurch unnötig Vitalstoffe.
– Gemüse und Obst nur in wenig kochendes Wasser geben, so verliert es durch die Ankoch-zeit keine Vitalstoffe.
– Wenn Ihr Gemüse und Obst in nur wenig Wasser gart, dann habt Ihr nach dem Garen kein Wasser mehr in Eurem Topf. Sollte Wasser übrigbleiben, dann könnt Ihr es abkühlen lassen und den Gemüse- und/oder Obstsud trinken oder mit dem nächsten Gericht verwerten.
– Gemüse und Obst bitte nicht warmhalten, sondern sofort nach dem Garen auf den Tisch.
– Gemüse und Obst mit dem höchsten Vitalstoffgehalt, erhaltet Ihr, wenn Ihr Gemüse und Obst tagesfrisch oder in der Tiefkühlvariante verzehrt.
– Bei der Zubereitung von verschiedenen Gemüse- und/oder Obstsorten solltet Ihr darauf achten, dass immer die Gemüse- und/oder Obstsorte, mit der längsten Garzeit als erstes in den Topf kommt.
– Gemüse und Obst kann gekocht, geschmort, gedämpft, gedünstet, blanchiert, getrocknet, ausgepresst und gegrillt werden.

3.3 Gemüse und Obst als Salat

Gemüse und Obst als Salat hat den Vorteil, dass Ihr alle Vitalstoffe bekommt, die Euch beim Kochen verloren gehen. Ihr könnt grundsätzlich aus jedem Gemüse (dazu zähle ich auch Kohl und natürlich alle Blattsalate) und aus jedem Obst einen Salat herstellen. Nur Bohnen solltet Ihr nicht roh verzehren. Nach dem Kochen von Bohnen, können sie dann auch zur Salatherstellung genommen werden.

Hier ein paar Beispiele aus meiner Küche
Alle Kohlsorten können fein geraspelt werden und können gut mit Obst ergänzt werden. Dazu ein Joghurtdressing oder eine Vinaigrette. Mein absoluter Kohlfavorit ist der Spitzkohl. Selbst Brokkoli und Blumenkohl können fein geraspelt zur Salatherstellung genommen werden. Ihr könnt je nach Geschmack Gemüse und Obst miteinander in einem Salat verarbeiten. In meinen Spitzkohlsalat kommt immer mindestens ein Apfel mit hinein. Bei der Salatherstellung mit Gemüse und Obst, könnt Ihr auch auf tiefgefrorenes Gemüse und Obst zurückgreifen. Ihr müsst bei der Zubereitung darauf achten, das tiefgefrorenes Gemüse und Obst nach dem Auftauen Wasser enthält. Ich verarbeite dieses Wasser immer zusammen mit den Salatsaucen.

3.4 Gemüse und Obst als Chips

Gemüse und Obst könnt Ihr z.B.: im Backofen oder im Dörrautomat z.B.: von Sedona trocknen, so mögen nicht nur Kinder Gemüse und Obst, als Chips!
Die Nährstoffdichte im Gemüse und Obst erhöht sich, da bei dem Trocknungsvorgang nur das Wasser entzogen wird.
Getrocknetes Obst wie z.B.: Äpfel und Birnen habe ich auch schon hergestellt. Die Äpfel und Birnen werden NICHT geschält, sie werden nur entkernt und in dünne Scheiben geschnitten und dann auf die Trocken-Etagen gelegt. Über Nacht bei 40 Grad C entstehen ganz leckere Obstchips. Mit Gemüse-se wie z.B.: Tomaten, Zucchini, Rote Beete, Zwiebeln usw. könnt Ihr genauso vorgehen.
Der Fruchtzuckergehalt wird durch den Trocknungsvorgang ebenfalls erhöht, dies ein wichtiger Hinweis für Diabetiker.
Achtet beim Trocknen bitte darauf, dass Ihr mit der Trocknungstemperatur nie über 40 Grad kommt, damit gewährleistet Ihr, dass nach dem Trocknen in Eurem Gemüse und Obst noch alle Vitalstoffe enthalten sind. Im Sommer eignet sich zum Trocknen auch unsere Sonne. Dazu legt Ihr das Gemüse und Obst z.B.: in dünnen Scheiben auf ein Backblech, mit einem Küchentuch abdecken und dann ab damit in die Sonne.

3.5 Gemüse und Obst als Saft

Gemüse- und Obstsäfte entsäuern den Körper, regulieren unseren Wasserhaushalt, stoppen Entzündungen, helfen beim Abnehmen, unterstützen eine gesunde Darmflora, stärken unser Immunsystem und unterstützen unseren Körper bei der Entschlackung.

Hier einige Beispiele:
– Sauerkrautsaft liefert viele Vitalstoffe, darunter reichlich Vitamin C und bringt unsere Darmflora in Schwung.
– Karottensaft liefert viel Vitamin A für unsere Sehkraft. Karottensaft stärkt unser Immunsystem und unsere Atemwege.
– Kartoffelsaft enthält Stärke, hochwertiges Eiweiß, essentielle Aminosäuren, 11 verschiedene Vitamine, vor allem C- und B-Vitamine, sowie 15 verschiedene Mineralstoffe, z.B.: Kalium, Eisen, Magnesium, Phosphor und Calcium. Kartoffelsaft hilft unserem Magen- und Darmtrakt, unserem Herz-Kreislaufsystem und unserem Immunsystem.
– Rote Beete Saft hilft durch seinen Farbstoff Betanin bei Erkältungen. Durch seinen Eiweißbaustein Betain stärkt er die Leber und fördert den Abbau von Fettzellen.
– Tomatensaft unterstützt durch seinen roten Farbstoff (Lycopin) unser Herz- und Kreislaufsystem. Ausserdem kann das Lycopin das Krebsrisiko senken, da es die Umwandlung von Nitriten und Nitraten in unserer Nahrung in krebserregende Nitros-

amine verhindert. Einfach ausgedrückt: Es macht Sinn, wenn Ihr Euch nach oder während dem Verzehr von Schinken, Mettwurst oder Gegrilltem, mit Tomaten, Tomatensalat oder Tomatensaft verwöhnt. Die Wirkung des roten Farbstoffes (Lycopin) erhöht sich wenn Ihr Tomaten erhitzt.

Einen Tag in der Woche mache ich einen Gemüsesaft- und/oder Obstsafttag.

Ihr könnt die Säfte aus frischem Gemüse und Obst auch selber herstellen, oder ihr könnt Euch die Säfte kaufen. In vielen Geschäften, vom Reformhaus über die großen Lebensmittelanbieter die jeder kennt, gibt es tolle Gemüse- und Obstsäfte, da ist für jeden Geschmack etwas dabei. Achtet dabei bitte auf die Inhaltsstoffe. Wenn ich irgendwo in den Inhaltstoffen Zucker lese, dann lasse ich das Produkt stehen.

3.6   Obst als Fruchtleder

Fruchtleder lässt sich einfach und schnell herstellen, wer Obst und/oder Gummibärchen liebt, der wird das Fruchtleder lieben. Dazu nutze ich meinen Dörrautomaten z.B.: von Sedona. Für eine Trocken-Etage habe ich einen Apfel (nur entkernt) eine Banane und ein paar Weintrauben püriert. Dieses Püree auf einer Trocken-Etage ausstreichen und 12 Stunden bei 40 Grad C trocknen lassen. Einfach lecker!!!! Egal welches Obst Ihr miteinander verarbeiten wollt. Ihr braucht für eine Trocken-Etage 250 Gramm Obst.

3.7   Obst als Marmelade mit Chiasamen

Meine Marmelade stelle ich aus frischen Früchten in kleinen Portionen her. Seid wir Chiasamen zur Verfügung haben, brauchen wir Marmelade nicht mehr kochen. Dazu nehmt Ihr 100 gr. frische und pürierte Früchte und gebt 2 – 4 Eßlöffel Chiasamen dazu. 15-20 Minuten quellen lassen und fertig ist die Frühstücksmarmelade. Da diese Marmelade keine Konservierungsstoffe enthält, sollte sie zügig aufgegessen und im Kühlschrank aufbewahrt werden. Bei einer sauren Frucht, wie z.B.: Zitrone oder Grapefruit, gebe ich als Süßmittel entweder Ahornsirup, Honig, Agavensirup oder Stevia hinzu.

Schaut Euch einmal diesen Link an!
Hier bekommt Ihr Dörrgeräte und vieles mehr!

Wenn Ihr Fragen habt, dann könnt Ihr Euch gerne mit mir per E-Mail in Verbindung setzen.
gesundheits_und_ernaehrungs_trainer@arcor.de
oder weitere Informationen über meine Homepage erfahren.

Ein schönes Wochenende und viele liebe Grüße sendet Euch Katrin

4 Hunger oder Appetit auf etwas Süsses? Geniessen ohne ein schlechtes Gewissen

Wer kennt das nicht, den Heisshunger auf etwas Süsses?
In der Vollwerternährung ist das Naschen erlaubt, es kommt nur darauf an, was und wie Ihr Süsses geniesst!
Dazu habe ich einige Rezepte ausprobiert, die ich Euch gerne mitteilen möchte, weil diese Rezepte einfach nur eine gesunde Sünde wert sind!

4.1 Muffins mit Maca

Zutaten:
100 g Vollkornmehl (z. B. Weizen oder Dinkel). Wenn es geht, frisch gemahlen.
30 g Maca Pulver
2 Eßl. Chiasamen
100 g Honig, Agavendicksaft oder Ahornsirup
2 TL Weinsteinbackpulver
1 Prise Salz
2 Eßl. Ghee und/oder Kokosöl
260 ml warme Flüssigkeit, Wasser, Sojamilch, Mandelmilch usw.
Geriebene Schale je einer Biozitrone und Bioorange
Den Saft der Zitrone und der Orange könnt Ich mit in den Teig geben.
Den Teig ca. 20 Min. ruhen lassen.
Es entsteht ein Rührteig, sollte der Teig zu fest sein, dann bitte etwas Flüssigkeit hinzufügen, ist der Teig eher zu flüssig, dann bitte noch etwas Mehl hinzufügen.
Vor dem Backen könnt Ihr geraspelte Nüsse, Schokonips, Kokosflocken oder Früchte der Saison hinzufügen.
Für etwa 10 – 12 Muffins
Muffin Backform einfetten (Ghee oder/und Kokosöl)
Teig in die Förmchen verteilen und ca. 20 Minuten bei 180 Grad auf mittlerer Schiene backen.
Alle Zutaten bekommt Ihr hier!

4.2 Für mein Nutella-Brötchen eine leckere Alternative

400 Gramm Haselnüsse oder Mandeln rösten und fein gemahlen
5 Eßl. Ghee etwas anwärmen, damit Ihr flüssiges Fett zur Verarbeitung habt.
4 Eßl. Kakaopulver 100%, bio kbA, Rohkostqualität (Cacaobohnen, entölt, gemahlen)
1 Teel. Vanilleextrakt
6 Eßl. Honig, Agavensirup, Ahornsirup oder Stevia
1 Prise Salz
Alles zusammen zu vermengen und in Gläser abfüllen und im Kühlschank aufbewahren. Vor dem Verzehr würde ich Euch empfehlen, die Schokocreme frühzeitig aus dem Kühlschank zu nehmen, dann ist sie streichfähiger.
Alle Zutaten bekommt Ihr hier!

4.3 Mein Früchtebrot

2 Würfel frische Hefe in 250 ml lauwarmes Wasser und 1 Eßl. Ahornsirup auflösen.
750 gr. frisch gemahlener Dinkel oder Weizen
Den Teig gehen lassen, wenn es geht über Nacht. Dabei verbinden sich die Zutaten des Grundteiges besonders gut.
Nüsse, egal welche und egal welche Menge werden geröstet und grob zerkleinert.
Trockenfrüchte egal ob Feige, Pflaume, Aprikosen, Datteln, Rosinen usw. werden grob zerkleinert.

Die Menge könnt Ihr selber bestimmen, denn der Eine mag keine Früchte, der Nächste mag viele oder wenige Früchte.

2 Teel. Salz

Und dann den Teig kneten. Ist er zu trocken, dann ein wenig Wasser dazu, ist er zu flüssig dann etwas frisch vermahlenes Mehl hinzugeben.

Aus dieser fertig gekneteten Masse (der Teig klebt nicht mehr an den Händen) wird ein Brot geformt und kommt dann bei 200 Grad (Umluft) in den Backofen. Nach ca. 1 Std. ist das Früchtebrot fertig.

Ein paar ein Tipp: Den Teig könnt Ihr durch Gewürze verfeinern.

Zu Weihnachten mit Lebkuchengewürz, Zimt, Anis oder mit Kardamom, Koriander, Fenchel verfeinern.

Eurer Kreativität sind dabei keine Grenzen gesetzt.

Alle Zutaten bekommt Ihr hier!

4.4   Dattelmus

Zum Süssen von warmer Milch, oder Süssspeisen, eignet sich hervorragend Dattelmus. Dazu braucht Ihr nur getrocknete Datteln. Diese werden in Wasser eingeweicht. Am besten über Nacht. Die Datteln werden dann am anderen Tag einfach nur mit einem Zauberstab zu Mus verarbeitet. Schmeckt auch super auf ein Frühstücksbrötchen, als i-Tüpfelchen oben drauf, eine Prise Zimt!

Alle Zutaten bekommt Ihr hier!

4.5   Meine frischen Morgen-Brötchen

250 ml warmes Wasser mit etwas Ahornsirup und
1 Beutel Trockenhefe vermengen
Dazu:
750 gr. Dinkel frisch gemahlen
250 gr. Quark
1 TL gem. Koriander
1 TL gem. Kümmel
2 TL Salz
3 EL Olivenöl

Alles gut vermengen und kneten, dann lasse ich den Teig über Nacht in der Schüssel in meiner Küche stehen. Am anderen Tag den Teig nochmals durchkneten.

In meinem Umluft-Backofen backe ich dann die Brötchen bei 200 Grad in 25 Minuten.

Fertig!

Auf die noch warmen Brötchen das Dattelmus – Einfach lecker!

Alle Zutaten bekommt Ihr hier!

Wenn Ihr Fragen habt, dann könnt Ihr Euch gerne mit mir per E-Mail in Verbindung setzen.

gesundheits_und_ernaehrungs_trainer@arcor.de

oder weitere Informationen über meine Homepage erfahren.

Ein schönes Wochenende und viele liebe Grüße sendet Euch Katrin

5 Zu einem meiner Beiträge habe ich eine Ergänzung recherchiert. Thema: Ghee-Kokosöl-Fett

Zu einem meiner Beiträge habe ich eine Ergänzung recherchiert. Ich lerne ja gerne dazu und nun möchte ich Euch von meiner Recherche berichten. Auf meiner Homepage findet Ihr einen Bericht zu dem Thema: Palmöl eine tragische Geschichte

Dazu mein ursprüngliches Rezept:

5.1 Mein Ghee-Kokosöl-Fett

Nehmt bitte ungesalzene Butter, wenn es möglich ist, aus artgerechter Tierhaltung.
Dann bringt Ihr 8 Päckchen Butter in einem Topf langsam zum Köcheln.
Lasst die Butter sanft köcheln, bis das Wasser vollkommen verdampft und das ausgefällte Eiweiß am Boden bräunlich abgesackt ist. Zwischendurch den Schaum an der Oberfläche
abschöpfen und entsorgen.
Je langsamer und behutsamer Ihr den Herstellungsprozess durchführt, desto reiner das Ghee.
Nach dem Klären der Butter gießt Ihr die Flüssigkeit durch einen Kaffee- oder Teefilter, es geht auch ein Baumwolltuch.
Dann gießt Ihr die Flüssigkeit zurück in den gereinigten Topf und fügt dem Ghee 1 Kilo Kokosöl hinzu.
Kurz anwärmen und gut vermengen. Dann könnt Ihr die fertige Mischung in Schraubgläser abfüllen. Dazu habe ich mir 4 Gläser mit einem Liter Inhalt besorgt.
3 Gläser kommen in meinen Vorratsschrank und ein Glas bleibt in meiner Küche für den sofortigen Gebrauch.

Butter kann durch Ghee ersetzt werden. Dies gilt insbesondere für Menschen mit hohem LDL-Cholesterin, aber auch als Prophylaxe ist Ghee angezeigt,
da es reinigend, gewebeerhaltend und entgiftend wirkt.

100 gr. Ghee enthalten 99,8 gr. Butterfett, davon sind in ihm 29% einfach gesättigte und knapp 5% mehrfach ungesättigte Fettsäuren, die Vitamine A, D und E, Carotin und 100 mg Restwasser enthalten.

Das Ghee-Kokosöl-Fett könnt Ihr überall einsetzen, wo Ihr bisher Butter eingesetzt habt, z.B.: zum Backen und zum Kochen (Verfeinern von Gemüse), Frittieren, als Brotaufstrich usw.
Solltet Ihr den Kokosgeschmack nicht mögen, dann könnt Ihr den Anteil des Kokosöls bei der Herstellung einfach verringern.

Nach meiner Recherche habe ich das Palmöl in meine Küche aufgenommen und bin begeistert. Ich nutze Ghee-Kokosöl-Rotes Palmöl jetzt zusammen. Aus den drei gesunden Fetten bzw. Ölen, habe ich eine Mischung hergestellt, die sich folgendermaßen zusammensetzt:

1 kg Ghee
Das Ghee stellt Ihr am besten selbst her, schmeckt mir persönlich am allerbesten, gegenüber der fertig gekauften Variante. Wenn Ihr dies einmal ausprobiert, werdet Ihr mir Recht geben.
1 kg Kokosöl
Bekommt Ihr bei der Ölmühle Solling oder bei Mankana

1 kg Rotes Palmöl
Alle Ölsorten erhitzen und zusammen mischen, dann in 3 Gläser zu je 1 kg abfüllen und die Gläser verschließen. Fertig!

Das Rote Palmöl ist sehr gesund. Aber nur aus einer Produktion die aus anerkannt ökologischem Anbau kommt und zertifiziert ist.

Das Rote Palmöl bekommt Ihr, unter anderen, bei der Ölmühle Solling. Dort bekommt Ihr das Rote Palmöl in einer Qualität, bei die Natur gewahrt bleibt.

„Rotes Palmöl wird wegen seiner natürlich enthaltenen Carotinoide (Vitamin A) und Tocotrienole (Vitamin E) sehr geschätzt. Palmöl ist sehr hitzestabil und eignet sich zum Verfeinern für exotische Gemüse-, Nudel- und Reisgerichte sowie auch zum Backen und Braten. Palmöl ist ein natives Pflanzenöl, welches aus kontrolliert biologisch angebauten Ölpalmen gewonnen wird. Palmöl zeichnet sich durch seinen arteigenen Geschmack und seine kräftig orange Farbe aus.

Rotes Palmöl wird durch einfaches Kochen aus dem Fruchtfleisch (Mesocarp) der Palmfrucht (Elaeis guineensis) gewonnen. Im Gegensatz zum weißen Palmkernöl besitzt es eine natürliche, rubinrote Färbung, die durch den außergewöhnlich hohen Gehalt an Carotinoiden hervorgerufen wird. Um seine wertgebenden Inhaltsstoffe bestmöglich zu erhalten, wird natives rotes Palmöl weder gebleicht, desodoriert noch raffiniert oder mit Lösungsmitteln extrahiert.

Hinweis: Das Palmöl wird ab einer Temperatur von ca. 30°C flüssig. Darunter hat es eine feste Konsistenz.

5.2 Über den Anbau der Ölpalmen

In Ecuador, an bis zu 30 m hohen Ölpalmen mit riesigen Blättern, wachsen die Palmfrüchte für unser natives Palmöl. Rotes Palmöl wird durch einfaches Kochen aus dem Fruchtfleisch (Mesocarp) der Palmfrucht (Elaeis guineensis) gewonnen.

Palmöl ist in den letzten Jahren in die Kritik geraten. Besonders in Südostasien und Afrika (Ruanda, Malaysia, Indonesien in Thailand und auf den Philippinen) werden noch immer großflächig Wälder gerodet um neue und noch größere Palmenplantagen anzulegen. Das Palmöl aus diesem Plantagenanbau wird in den Tropen als Brennstoff für Dieselfahrzeuge und zur Energieerzeugung verwendet. Leider zerstört der Plantagenanbau weiträumig die Lebensräume vieler Tier- und Pflanzenarten, u.a. auch die des Orang-Utans. Wir distanzieren uns ausdrücklich von diesen gigantischen Monokultur-Plantagenwirtschaften, bei der es letztlich nur wieder um die Frage geht: „Tank oder Teller"? Wir verurteilen die Nutzung von Nahrungsmitteln zur Energiegewinnung, sei es nun Mais, Getreide oder Ölfrüchte.

Die Ölmühle Solling bezieht natives rotes Palmöl von Farmerfamilien, die seit Generationen in einem Schutzgebiet im Natural Habitat nahe Esmeralda/Ecuador ansässig sind. Sie nutzen behutsam die natürlichen Ressourcen des tropischen Klimas, ohne dabei die Umwelt zu zerstören. Wir unterstützen den dortigen nachhaltigen Palmöl-Anbau, indem wir dieses kostbare Pflanzenöl einer wertschätzenden Kundschaft zu einem fairen Preis anbieten. So tragen wir mit Ihnen gemeinsam nicht nur dazu bei, die Existenzgrundlage der ecuadorianischen Kleinbauern zu sichern, sondern leisten auch einen Beitrag zum Schutz der einzigartigen natürlichen Ressourcen vor Ort. Und weil es in Ecuador keine Orang-Utans (Menschenaffen) gibt, müssen dort auch keine Affen sterben.

Wir hoffen, Sie über die sorgsame und faire Gewinnung unseres Roten Palmöls besser aufgeklärt zu haben. Sollten Sie noch weitere Informationen wünschen, setzen Sie sich bitte einfach direkt mit uns in Verbindung." Quelle: https://www.oelmuehle-solling.de

Jedes Fett/Öl (originäre Pflanzenöle – natüliche nicht chemisch behandelt Fette/Öle) könnt Ihr auch alleine für sich nutzen. Einige mögen den Kokosgeschmack nicht, dann lasst Ihr halt das Kokosöl weg. Wichtig ist zu wissen, dass das Rote Palmöl enorm reich an Vitamin E ist, daher die gelb-orange Farbe des Roten Palmöls. In Kombination mit Omega 3 Fettsäure wird die Wirkung des Vitamin E im Körper erhöht. Das heißt, wenn Ihr Lachs in Rotem Palmöl bratet, erhöhen sich die positiven Eigenschaften der Vitalstoffe in Eurem Körper.

Alle hier beschriebenen Fette/Öle sind in der Küche vielseitig verwendbar. Zum Braten, Kochen, Frittieren oder als Streichfett könnt Ihr Ghee, Kokosöl und Rotes Palmöl nehmen. Der Vorteil dieser Fette beim Erhitzen ist, das sich keine gesundheitsschädigenden Stoffe bilden.

Daher eignen sich diese Fette/Öle sogar zum Frittieren. Pommes essen, ohne schlechtes Gewissen, klingt das nicht gut und lecker? Ich liebe zum Beispiel frische Katoffeln zu Pommes geschnitten und dann in Kokosöl frittieren!

Wenn Ihr Fragen habt, dann könnt Ihr Euch gerne mit mir per E-Mail in Verbindung setzen.
gesundheits_und_ernaehrungs_trainer@arcor.de
oder weitere Informationen über meine Homepage erfahren.

Ein schönes Wochenende und viele liebe Grüße sendet Euch Katrin

6 So liebe ich meinen Kakao!

6.1 Wissenswertes über Kakao

Kakao gehört weltweit zu einem der beliebtesten Nahrungsmitteln mit steigender Tendenz.

Kakao wird aus den Samen des immer grünen Kakaobaumes gewonnen und kommt aus Mittelamerika, von der Elfenbeinküste und aus Bali. Aus Bali kommen Rohkost-Kakaobohnen die Fair gehandelt werden. Die Kakaobohnen werden in Handarbeit gepflückt und lange schonend getrocknet. Dann werden die Kakaobohnen weiterverarbeitet.

Wichtig ist, dass bei der Verarbeitung keine hohen Temperaturen entstehen. Nur dann bleiben die wertvollen Vitalstoffe erhalten.

Wildwuchs Kakaobohnen aus Bali sind unfermentiert, nur getrocknet und eignen sich deshalb für die Rohkosternährung.

Kakao hat eine euphorische Wirkung. Kakao regt die Ausschüttung der Glückshormone im Gehirn an, dafür reichen bereits kleine Mengen Kakao. Kakao enthält die Neurotransmitter Phenylethelamine, Dopamin und Serotonin. Außerdem sind im Kakao Ballaststoffe, Mineralien (Eisen, Zink, Kupfer, Kalzium und Magnesium, Kalium, Sodium, Zink), Flavonoide und einen sehr hohen Anteil an Antioxidantien. Um all diese wertvollen Inhaltstoffe zu erhalten, solltet Ihr unbedingt darauf achten, dass Ihr Kakao nur aus biologischen Anbau kauft. Dann könnt Ihr sicher sein, das der Kakao frei von Chemikalien sowie unbestrahlt und nicht erhitzt worden ist.

Hier bekommt Ihr die Kakao-Bohnen als rohe geschälte Kakao-Bohnen (ganz), Kakao-Nibs (gehackt) und Kakaopulver (Pulver).

Aus den rohen und geschälten Kakao Bohnen könnt Ihr Kakao-Nibs und Kakaopulver selber herstellen.

Kakao-Bohnen könnt Ihr zerkleinern und dadurch Kakao-Nibs herstellen. Aus den Kakao-Nibs wird dann Kakao-Pulver hergestellt.

6.2 Kakao-Nibs

Ihr könnt die Kakao-Nibs roh knabbern. Sie schmecken erst etwas bitter, aber dann gibt es beim Kauen eine Geschmacks-Explosion auf Eurer Zunge. 400! Aromastoffe werden freigesetzt und verwöhnen damit Euren Gaumen.

Die Kakao-Nibs könnt Ihr auch gut in Eurer Müsli geben, aber bitte daran denken, dass Ihr Eurer Müsli dann mit einer Milch-Alternative begießt.

6.3 Trinkschokolade selber machen

dazu braucht Ihr:

2 Becher rohe Kakao-Bohnen (zerkleinern)

Agavendicksaft, Honig oder Ahornsirup zum süssen (nach Geschmack)

Gewürze könnt Ihr nach Geschmack hinzufügen, besonders gut passen folgende Gewürze:

Kardamom, Zimt, Anis, Pfeffer, Chili, Vanille und Ingwer. Ich gebe gerne Chyavan Pura mit in meine Trinkschokolade. Probiert es doch einfach mal aus und schaut mal, welche Eure Lieblingsschokolade wird.

Sojamilch, Nussmilch oder Wasser, in die dann die fertige Schokolade eingerührt wird. Bitte keine Kuhmilch nehmen, da das Milcheiweiß die gesunden Antioxidantien bindet und dadurch nicht mehr unserem Körper zur Verfügung stehen.

Zubereitung:

Die zerkleinerten Kakao Bohnen werden Kakao-Nibs hergestellt. Dann werden die Kakao-Nibs am besten in einem Mörser so lange mahlen, bis eine breiige Masse entstanden ist. Gewürze und Süsse dazugeben und alles sehr gut miteinander vermischen. Dann braucht Ihr nur noch warme Sojamilch, Nussmilch oder Wasser. Bitte nicht über 35 Grad C erhitzen. Fertig!

6.4 Nutella-Alternative

400 Gramm Haselnüsse oder Mandeln rösten und fein gemahlen
5 Eßl. Ghee etwas anwärmen, damit Ihr flüssiges Fett zur Verarbeitung habt.
4 Eßl. Kakao-Pulver
1 Teel. Vanilleextrakt
6 Eßl. Honig, Agavensirup, Ahornsirup oder Stevia
1 Prise Salz
Nach Geschmack Gewürz hinzufügen.
Zubereitung:
Alles zusammen zu vermengen und in Gläser abfüllen und im Kühlschank aufbewahren. Vor dem Verzehr würde ich Euch empfehlen, die Schokocreme frühzeitig aus dem Kühlschank zu nehmen, dann ist sie streichfähiger.

6.5 Raw Brownie

1 Tasse ganze Walnüsse
½ Tasse Datteln
½ Tasse Kakao-Pulver
½ Tasse geröstete Haselnüsse oder Mandeln
Süssen mit Agavendicksaft, Honig oder Ahornsirup
Zubereitung:
Die Walnüsse werden im Personal Blender gemahlen, Kakao-Pulver hinzugeben, nach und nach die Datteln mit in den Personal Blender geben, zum Schluss werden die gerösteten Nüsse grob zerkleinert untergerührt. Dann solltet Ihr einen geschmeidigen Teig haben. Dann fülle ich diese Masse in kleine Glasschüsseln und lasse sie über Nacht im Kühlschrank stehen. Fertig!

Backen und Kochen mit Kakao-Bohnen
Kakao-Bohnen zerkleinert und dann in Sossen hinzugeben, z.B.: für Wildgerichte, Geflügelgerichte oder Rindfleischgericht.

Marmorkuchen könnt Ihr ebenfalls mit zerkleinerten Kakao-Bohnen backen. Oder als Kakao-Nibs mit in einen Rührteig geben.

Rohkost und Vegan
In der Rohkosternährung könnt Ihr die zerkleinerten Kakao-Bohnen mit Trockenfrüchten mischen. Eine gesunde Knabberei.

6.6 Veganer Power-Shake mit gemahlenen Kakao-Bohnen

3 Esslöffel Maroni Mehl
1 Esslöffel Kakao-Pulver
1 Esslöffel Leinsaat Öl
300 ml Wasser
Süssen mit Agavendicksaft, Honig oder Ahornsirup
Alles zusammen im Personal Blender mixen. Fertig!

Wenn Ihr Fragen habt, dann könnt Ihr Euch gerne mit mir per E-Mail in Verbindung setzen.
gesundheits_und_ernaehrungs_trainer@arcor.de
oder weitere Informationen über meine Homepage erfahren.

Ein schönes Wochenende und viele liebe Grüße sendet Euch Katrin

7 Vitamin D3, Vitamin K2 MK7, Folsäure, Magnesium, Vitamin A und Calcium

Bei dem Vitamin D gibt es zwei D-Vitamine, einmal das Vitamin D2 und dann das Vitamin D3. Unser Körper braucht das Vitamin D3, dass Vitamin D2 muss in unserem Körper erst umgewandelt werden, um seine Wirkung zu entfalten. Verschiedene Studien haben auch gezeigt, dass sich D2 im Blut anders bindet und darum wahrscheinlich weniger effektiv ist, als Vitamin D2. Das Vitamin D3 wird meist aus dem tierischen Produkt Lanolin (Wollwachs, Wollfett) gewonnen, einem Sekret aus den Talgdrüsen von Schafen, dass aus Wolle extrahiert wird. Alternativ dazu kann Vitamin D3 auch aus einer bestimmten Flechtenart gewonnen werden, so dass für Veganer eine pflanzliche Vitamin-D3-Option existiert.

„Vitamin D ist nicht nur für die Knochen wichtig, sondern hat auch eine vielfältige Schutzwirkung und eine große Bedeutung für unser Immunsystem. Vitamin D wird in der Haut erzeugt, wenn diese ausreichend von der Sonne beschienen wird. Wichtig auch zu wissen, dass die Fähigkeit der Haut, Vitamin D zu bilden, mit zunehmenden Alter abnimmt. Die zu geringe Sonneneinstrahlung in hiesigen Breiten sorgt deshalb bei mehr als der Hälfte aller Deutschen für eine Mangelsituation bei Vitamin D. Mit der Nahrung kann Vitamin D leider nur wenig aufgenommen werden.
Jeder dem seine Gesundheit wichtig ist sollte einmal im Jahr, am besten im Winter, den Vitamin D Status ermitteln lassen. Denn wie gesagt, eine gute Vitamin D Versorgung, zahlt sich in jeder Hinsicht aus. Der Befund zeigt schnell, ob sich der Wert im günstigen Bereich befindet. Aber Achtung, viele Labors beurteilen noch immer erst Werte unter 20 ng/ml als Vitamin D-Mangel. Diese Einschätzung gilt als überholt.

In den letzten Jahren haben viele wissenschaftliche Untersuchungen ergeben, dass Werte von MINDESTENS 30 ng/ml wünschenswert sind, um diverse Gesundheitsrisiken zu vermeiden. Präventionsexperten wie Prof. Spitz setzen die Untergrenze für eine ausreichende Versorgung bei 40 ng/ml an. Nach den in neuerer Zeit am häufigsten vertretenen Meinungen, sind Werte zwischen 40 und 80 ng/ml optimal. Teilweise werden in Untersuchungen gar höhere Werte als noch günstiger eingestuft.

Falls man eine Unterversorgung sieht, kann man in der Folge, mit zwischenzeitlich preiswert erhältlichen Nahrungsergänzungen ganz einfach für Abhilfe sorgen, denn mit der Nahrung kann Vitamin D nur geringfügig aufgenommen werden.
Ein Produkt mit bester Bio-Verfügbarkeit und ganz hervorragendem Preis/Leistungsverhältnis ist bspw. das Vitamin D3 Öl von Dr. Jacobs"
Quelle: Topfruits

Nicht nur die die zentrale Funktion für den Kalzium- und Knochenstoffwechsel, sondern auch deutliche antioxidative und antientzündliche Effekte von Vitamin D3 sind zwischenzeitlich bekannt.
Neuere Studien belegen die Schlüsselfunktion von Vitamin D in der Krebsprävention, aber auch einen Zusatznutzen in der Therapie. Durch eine Vitamin D3 Zufuhr von 1000 IE konnte das Risiko für ein Kolonkarzinom auf die Hälfte gesenkt werden. Durch die tägliche Einnahme von 2000 IE konnte das Risiko sogar auf ein Drittel gesenkt werden! Weiterhin sah man, dass Vitamin D3 in ähnlicher Weise auch im Zusammenhang mit anderen Krebsarten eine Rolle spielen kann, insbesondere auch bei hormonabhängigen Krebsarten.
Quelle: Deutsche Zeitschrift für Onkologie 03-2010
Außerdem ist ausreichend Vitamin D3 unbedingt notwendig um Herz-Kreislauf-Erkrankungen, MS, degenerativen Erkrankungen des rheumatischen Formenkreises und entzündlichen Darmerkrankungen vorzubeugen.

7.1 Cofaktoren – Faktoren die sich ergänzen

Zusätzlich zu Vitamin D3-Öl-Tropfen solltet Ihr auf eine ausreichende Versorgung mit dem Vitamin K2 MK7-Öl-Tropfen, Folsäure-800 µg, Magnesium, Vitamin A und Calcium achten. Vitamin A und Calcium sind sehr einfach über die Ernährung zuzuführen.

Ich nehme zu diesen Nahrungsergänzungsmitteln noch zusätzlich Vitamin B12-1000mcg-Lutschtabletten. Die Tabletten lege ich mir unter die Zunge, wo sie sich dann ganz langsam auflösen und über die Mundschleimhaut direkt aufgenommen werden.

Vitamin K2 sorgt für die Verwertung von Calcium, welches durch Vitamin-D3-Präparate verstärkt aufgenommen wird, und Magnesium ist notwendig für die Umwandlung von Vitamin D3 in seine aktiven Formen. Folsäure unterstützt und ergänzt Vitamin D3.

Im Zusammenhang mit einer effektiven Kalziumversorgung der Knochen ist nicht nur ausreichend Vitamin D3 notwendig, sondern auch Vitamin K2. Im Gegensatz zu Vitamin D3, welches sich nur geringfügig in Lebensmitteln findet sind Menschen die sich mit ausreichend Pflanzenkost bzw. Salate und Gemüse ernähren, meist auch ausreichend mit Vitamin K1 versorgt, da man Vitamin K1 gut mit der Nahrung (grünes Blattgemüse) aufnehmen kann.

Früchte, Getreide, Nüsse, Fleisch und Molkereiprodukte enthalten nur SEHR wenig Vitamin K2. Im Folgenden einige gute Vitamin K Quellen, die man demzufolge in Verbindung mit einer Vitamin D3 Substitution unbedingt auf dem Speisezettel berücksichtigen sollte.

Im Folgenden eine gute Vitamin K2 Quelle
Weisskohl liefert – aufgrund seines Gehalts an Mikroorganismen – Vitamin K2, wenn er in Form von Sauerkraut verzehrt wird. Weisskohl enthält zudem grosse Mengen anderer gesunder Mikronährstoffe, weshalb er sogar medizinisch angewendet wird.

7.2 Im Folgenden einige gute Vitamin K1 Quellen

Vitamin K1 kommt hauptsächlich in den Blättern verschiedener Grünpflanzen vor und in Drinks aus Graspulver wie Weizengras, Kamutgras, Gerstengras, Dinkelgras oder auch eine Kombination aus verschiedenen Gräsern und Kräutern werden als Drinks zubereitet und enthalten viel Vitamin K.

Rote Beete Blätter: Die meisten Menschen wissen gar nicht, dass die Blätter der Roten Bete auch als grünes Blattgemüse gelten. Dabei enthalten sie weitaus mehr Mineral- und Nährstoffe als die Knolle. In den Blättern der Roten Bete ist sogar 2000mal mehr Vitamin K1 zu finden als in der Knolle.

Kohl: Grünkohl enthält von allen Gemüsearten das meiste Vitamin K1. Aber auch andere Kohlarten wie Brokkoli, Blumenkohl, Rosenkohl oder Weisskohl enthalten sehr viel Vitamin K1.

Petersilie: Auch Kräuter wie Petersilie und Schnittlauch enthalten viel Vitamin K. In Petersilie ist eine ganze Reihe wichtiger Vitamine zu finden, so dass sie mancher Nahrungsergänzung Konkurrenz macht.

Avocado: Die Avocado enthält nicht nur interessante Vitamin-K-Mengen, sondern versorgt ausserdem mit wertvollen Fetten, die für die Resorption des fettlöslichen Vitamins vonnöten sind. In Gegenwart der Avocado werden natürlich auch viele andere fettlösliche Stoffe, wie Vitamin A, Vitamin D, Vitamin E, Alpha- und Beta-Carotin, Lutein, Lycopin, Zeaxanthin oder auch Calcium besser resorbiert.

7.3 Lebensmittel mit hohem Menachinongehalt (Vitamin K)

Blumenkohl, Broccoli, Bohnen, Chinakohl, Fenchel, Grünkohl, Hühnereier, Kräuterbutter, Mohrrüben, Porree, Roggenkeim, Rosenkohl, Soja, Spinat und Zwiebeln.

7.4 Besonderheiten beim Vitamin K

Vitamin K ist fettlöslich, was bedeutet das Vitamin K zusammen mit Fetten oder Ölen verzehrt werden sollte um gut aufgenommen zu werden. Dies sollte man bei der Zubereitung bedenken.

Vitamin K ist NICHT hitzeempfindlich und der Gehalt an Vitamin K in Gemüsen nimmt sogar leicht zu beim Kochen.

7.5 Vitamin K ist nicht gleich Vitamin K

Nach Anzahl der Isopreneinheiten
(Terpene gehören chemisch betrachtet zu Kohlenstoff-Wasserstoffverbindungen und zeigen eine enorm große Vielfalt. Davon abgewandelte Moleküle werden als Terpenoide bezeichnet. Sie leiten sich alle von dem Molekül Isopren ab, welches immer 5 Kohlenstoffatome besitzt) liegt Menachinon in sogenannten MK-Formen (MK0 – MK13) vor. Die verschiedenen MK-Formen besitzen eine unterschiedliche biologische Wirksamkeit.

7.6 Für uns hier sind nur die Vitamine K1 und K2 von Bedeutung

Vitamin K1 (Phylloquinon/Phyllochinon) kommt in den grünen Blättern verschiedener Gemüse vor. Vitamin K2 MK4 ist ein synthetisch (im Labor) hergestelltes Vitamin K2 z.B.: in Nahrungsergänzungs-mitteln.
Vitamin K2 MK7 (Menaquinon/Menachinon) wird von Mikroorganismen (Bakterien) gebildet und ist die bessere Alternative zu K2 MK4.

7.7 Wirkung von Vitamin K, Vitamin D3, Magnesium, Folsäure, Vitamin A und Calcium

– Vitamin K-Status kann sich verringern, wenn Vitamin A und E in hoher Dosierung eingenommen wird
– Vitamin K1 reguliert die Blutgerinnung
– Vitamin K1 spielt eine Rolle in der Gehirnfunktion
– Vitamin K1 und K2 reguliert Calciumspiegel im Blut
– Vitamin K1, K2, D3, Magnesium, Folsäure, Vitamin A und Calcium gegen Osteoporose
– Vitamin K2 und D3 gegen Herzerkrankungen
– Vitamin K2 verhindert Plaque
– Vitamin K2 macht Verkalkung rückgängig
– Vitamin K2 tötet Leukämiezellen
– Vitamin K2 beugt Leberkrebs vor
– Vitamin K2 senkt Sterberisiko
– Vitamin K2 für Veganer
– Vitamin K2 gegen Arteriosklerose
– Vitamin K2 besitzt entzündungshemmende und antioxidative Eigenschaften
– Vitamin K2 kann Entzündungen in den Gelenken hemmen
– Vitamin K2 hält unsere Gefäße sauber für einen gesunden Blutfluß

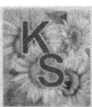

Bedarf eines Erwachsenen an Vitamin K:

Vitamin-K-Form	Bedarf minimal*	Bedarf optimal geschätzt*
K1	70 µg	150 – 200 µg
K2	45 µg	120 – 200 µg

Bedarf eines Erwachsenen an Vitamin D3:

Alter	IE/Tag	µg/Tag
Säuglinge (0 bis unter 12 Monate)	400	10
Kinder (1 bis unter 15 Jahre)	800	20
Jugendliche und Erwachsene (15 bis unter 65 Jahre)	800	20
Erwachsene ab 65 Jahre	800	20
Schwangere	800	20
Stillende	800	20

Vitamin D3 Werte

Wert ng/ml	Wert nmol/l*	Interpretation
< 20	< 50	Vitamin-D-Mangel
20 – 30	50 – 75	Unterversorgung
30 – 60	75 – 150	Gute Normalwerte
60 – 90	150 – 225	Hohe Werte
90-150	225 – 374	Überversorgung
> 150	> 374	Vitamin-D-Vergiftung

K. Schoefer, Dorfstr.4, 26345 Bockhorn, Tel.: 04456/899 58 45
www. gesundheits-und-ernaehrungs-trainer.de, Mail: gesundheits_und_ernaehrungs_trainer@arcor.de

Was wird täglich an Vitamin D gebraucht

	Ermittelter Bedarf (IE)
Sonne	10.000 IE (ermittelt durch Äquivalent zu Präparaten)
Therapie	7.000 – 8.000 IE (statistischer Wert)
Erhaltungsdosis	3.000 – 4.000 IE

Wieviel Vitamin D muss täglich zugeführt werden, um den Zielwert zu erhalten

Zielwert	Erhaltungsdosis Vitamin D3
20 ng/ml	800 IE
30 ng/ml	2000 – 3000 IE
40 ng/ml	4000 IE

K. Schoefer, Dorfstr.4, 26345 Bockhorn, Tel.: 04456/899 58 45
www. gesundheits-und-ernaehrungs-trainer.de, Mail: gesundheits_und_ernaehrungs_trainer@arcor.de

Diese hier angegebenen Tabellen zeigen die offiziellen Werte auf. Es kann jedoch sehr unterschiedlich sein, wieviel Vitamin D zugeführt werden muss.

7.8

Gesund in 7 Tagen von Dr. von Helden

Nach Dr. von Helden braucht ein niedriger Vitamin D3 Spiegel eine hohe Eingangsdosis. Dazu lest bitte sein Buch, die 14,80 Euro lohnen sich. Ich selber habe mir dieses Buch gekauft und auch schon viele Male verschenkt, selbst an praktizierende Ärzte. Seine Neuerscheinung ist ebenfalls überaus lesenswert.

7.9 Nicht nur Osteoporose braucht Vitamin D

Dort geht es nicht nur um Osteoporose. In diesem Buch wird auch herausgestellt, wo wir überall Vitamin D3 im Körper brauchen. Das Zusammenspiel von Vitamin D3 mit seinen Cofaktoren, wird hier sehr verständlich beschrieben. In diesen beiden Büchern lese ich ständig.

7.10 Vollwerternährung

Mit einer regionalen und saisonalen Vollwerternährung könnt Ihr viel für einen ausreichenden Vitalstoffhaushalt tun. In einem meiner nächsten Blogbeiträge werde ich Euch einen Vollwert-Ernährungstag bzw. Vollwert-Ernährungswoche aufzeigen. Alles was zu einer gesunden Lebensweise werde ich Euch in dem Blogbeitrag erzählen.

Quellen:
- Dr. von Helden, Gesund in sieben Tagen, ISBN 978-3-939865-12-4
- Dr. von Helden, Osteoporose, ISBN 978-3-939865-14-8
- www.topfruits.de
- Deutsche Zeitschrift für Onkologie 03-2010
- Vitamin D3 und Vitamin K2, ISBN-13: 978-3734778872
- Josef Pies, Vitamin K2, ISBN-13: 978-3867311021

Wenn Ihr Fragen habt, dann könnt Ihr Euch gerne mit mir per E-Mail in Verbindung setzen.
gesundheits_und_ernaehrungs_trainer@arcor.de
oder weitere Informationen über meine Homepage erfahren.

Ein schönes Wochenende und viele liebe Grüße sendet Euch Katrin

8 Vollwerternährung – das Frühstück

Mit einer regionalen und saisonalen Vollwerternährung könnt Ihr viel für einen ausreichenden Vitalstoffhaushalt tun. Mit dem Frühstück fange ich an, in den nächsten Blogbeiträgen folgen Mittagessen, Abendessen und Zwischenmahlzeiten.

Mein Tag beginnt mit einem Frischkorn-Müsli, dafür gehe ich wie folgt vor:
Am Vorabend:
Getreide:
1 ½ Esslöffel Dinkel (fein mahlen)
1 ½ Esslöffel Hafer (fein mahlen)

8.1 Flüssigkeit:
Dinkelmilch
Hafermilch
Fruchtsäfte ohne Zucker (frisch gepresst, nach Möglichkeit)
Milch
Reismilch
Sojamilch
Sofort nach dem Mahlen über das Getreide geben.

8.2 Obst:
getrocknete Ananasringe (klein schneiden)
getrocknete Apfelringe (klein schneiden)
getrocknete Aprikosen (klein schneiden)
getrocknete Beeren wie Aroniabeeren und/oder Gojibeeren, Maulbeeren, Physalis, Rosinen
getrocknete Feigen (klein schneiden)
getrocknete Pflaumen (klein schneiden)

8.3 Nüsse:
Cashewkerne
Erdnüsse
Haselnüsse
Kokosnussraspeln
Kürbiskerne
Macadamia
Mandeln
Paranüsse
Pekannüsse
Pinienkerne
Pistazien
Sonnenblumenkerne
Walnusskerne

8.4 Süße:
Agavensirup
Ahornsirup
Honig
Stevia

Jeden Abend weiche ich eine andere Mischung ein. Über Nacht lasse ich das zusammengestellte Müsli aus Getreide, Flüssigkeit, Obst, Nüsse und die Süße, in meiner Küche stehen. Durch die Raumtemperatur bildet sich über Nacht Vitamin B12. Am anderen Morgen gebe ich nochmals Flüssigkeit hinzu, da die Flüssigkeit vom Vorabend durch das Quellen des Getreides und des Obstes aufgesogen worden ist. Am Sonntag gebe ich morgens gerne auch mal Sahne hinzu.
Im Sommer lasse ich am Abend die Früchte weg und gebe dann am anderen Morgen frische Früchte der Saison mit in das Müsli.

Oder ich beginne meinen Tag mit einem Pfannkuchen, dafür gehe ich wie folgt vor:
Am Vorabend:

8.5   Getreide:

Dinkel (fein mahlen)
Emmer (fein mahlen)
Einkorn (fein mahlen)
Gelbweizen (fein mahlen)
Hafer (fein mahlen)
Kamut (fein mahlen)
Rotweizen (fein mahlen)
Weizen (fein mahlen)

8.6   Pseudogetreide:

Amaranth (fein gemahlen)
Buchweizen (fein mahlen)
Quinoa (fein mahlen)

Ihr könnt alle Getreidesorten untereinander mischen. Ich nehme 4 Esslöffel Getreide und weiche es über Nacht in Flüssigkeit ein.

Am anderen Morgen gebe ich 1 Päckchen Bio-Weinsteinbackpulver und noch ein wenig Flüssigkeit dazu, bis ein Pfannkuchenteig entstanden ist. Ihr könnt, wenn Ihr wollt, 1-2 Eier hinzugeben. Eine Prise Salz und dann den Teig entweder in der Pfanne oder in einem Topf ausbacken. Ich bevorzuge meine AMC-Töpfe dafür, ich brauche kein Fett und die Pfannkuchen sind super schnell fertig.

Auf den fertig gebackenen Pfannkuchen gebe ich meine Chia Marmelade, die ich morgens im Vorbeigehen ansetze:
200 gr. frische Früchte pürieren, 2 Esslöffel Chiasamen und 1 Esslöffel Honig verrühren und ein paar Minuten stehen lassen. Wenn Ihr im Bad fertig seid, ist Eure Marmelade auch Verzehrfertig.
Pfannkuchen backen, darauf die Marmelade und dann lasst es Euch schmecken!

Oder ich beginne meinen Tag mit meinem selbstgebackenen Brot, dafür gehe ich wie folgt vor:

700 gr. Getreide (Dinkel oder Weizen)
350 ml. Wasser
1 Pck. Biohefe (entweder frisch oder getrocknet) aufgelöst in 50 ml warmen Wasser und einem Esslöffel Honig, Agavensirup oder Ahornsirup
2 Teelöffel Salz

Alles gut verkneten und über Nacht abgedeckt gehen lassen. Am anderen Morgen knete ich den Teig nochmals solange durch, bis er nicht mehr klebt. Dann fette ich eine Auflaufform mit Ghee-Kokosöl-Mischung ein und gebe den Teig in die Schale. Die Schale gebe ich in meinen auf 200 Grad C vorgeheizten Backofen für ca. 30-45 Minuten. Es kommt darauf an, wie dick das Brot in der Schale ist.
Durch einen Klopftest erfahrt Ihr, ob das Brot fertig ist. Wenn Ihr auf das Brot klopft und es hohl klingt, dann ist es fertig.

Frisch aufgeschnitten und gut belegt, mit allem was das Herz begehrt, so kann der Tag beginnen.

Das frischgebackene Brot schneide ich immer sofort nach dem Backen in für mich passende Portionen auf und friere die Portionen ein, so habe ich immer genug Brot im Vorrat.

8.7   Oder ich beginne meinen Tag mit meinem Frühstücks-Smoothie
dafür gehe ich wie folgt vor:
2 gestrichenen Esslöffeln Baobab
1 gestrichener Teelöffel Maca
1 Teelöffel Lucuma
1 Esslöffel Moringa
1 gestrichener Teelöffel Camu-Camu
Gemixt mit Wasser, ungezuckertem Fruchtsaft, Milch, Kefir, Molke bzw. Fruchtmolke usw.

Wenn Ihr Fragen habt, dann könnt Ihr Euch gerne mit mir per E-Mail in Verbindung setzen.
gesundheits_und_ernaehrungs_trainer@arcor.de
oder weitere Informationen über meine Homepage erfahren.

Ein schönes Wochenende und viele liebe Grüße sendet Euch Katrin

9 Vollwerternährung – das Mittagessen

Mit einer regionalen und saisonalen Vollwerternährung könnt Ihr viel für einen ausreichenden Vitalstoffhaushalt tun. Mit dem Mittagessen geht es weiter.

Am Wochenende lasse ich mir gerne viel Zeit mit der Zubereitung unseres Mittagsessens. In der Woche muss es da schon mal schnell gehen, soll aber trotzdem vollwertig, regional, saisonal und gesund sein.

9.1 Essen zu Hause:

Einen Salat pro Tag, dass sollte sein. Dazu nehme ich Salate der Saison, zurzeit gibt es den Feldsalat und Kohlsorten. Ein Wirsingkohl oder Spitzkohl kann fein geraspelt sehr lecker als Salat schmecken.
Das Dressing stelle ich selbstverständlich selber her. Entweder eine Zitrone-Öl-Sosse oder eine Jogurt-Zitrone-Sosse. Die Sosse stelle ich auf Vorrat her, da sie sich einige Tage im Kühlschrank frisch hält. Seit vielen Jahren nehme ich keinen Essig mehr. Zitronen haben im Gegensatz zum Essig mehr Vitalstoffe, wissenswertes über Vitalstoffe, ausserdem verträgt unser Körper die Säure der Zitrone besser, als die Essigsäure. Zitronen gehören zu den basischen Lebensmitteln.
Der Salat sollte immer vor dem Hauptgang gegessen werden.

9.2 Für den Hauptgang brauche ich

Vollkornreis
Es gibt mittlerweile so viele tolle Reissorten, die ich immer bei Reishunger bestelle. Ein junges Team aus Bremen steckt hinter diesem Onlineshop. Mein Kontakt zum Reishungerteam ist hervorragend. Es gibt bei Fragen immer einen Ansprechpartner mit einer kompetenten Antwort. Egal ob schriftlich oder per Telefon.

Vollkornnudeln
Vollkornnudeln, die noch Kleie und Keime und somit sowohl alle Faserstoffe als auch viele Nährstoffe enthalten, sind besonders gesund. Sie senken das Risiko für Herz- und Gefäßkrankheiten sowie Diabetes. Der Fasergehalt von Vollkorn hält Euch ausserdem länger satt. Das kann beim Abnehmen eine nicht unwesentliche Rolle spielen. Raffiniertes Getreide dagegen verliert während des Weiterverarbeitungsprozesses einen Großteil seines Gehalts an Fasern und Nährstoffen.

Kartoffeln
Kartoffeln hole ich hier bei mir bei unseren regional ansässigen Bauern.

Bei meinen Fleischgerichten achte ich beim Kauf auf regionale Ware. Bei meiner Fleischerei hier im Ort bekomme ich sehr gutes Rindfleisch. Bei meinem Fleischer weiß ich, woher das Fleisch kommt und mit welchem Futter die Tiere gefüttert worden sind.

Mein Geflügel kaufe ich direkt auf einem Geflügelhof. Dort haben die Hühner ein riesengroßes Areal auf dem sie sich austoben können.
Ich esse höchstens zweimal die Woche Fleisch. Lieber wenige Fleisch, dafür aber hochwertig!
Da ich Fischliebhaber bin, kommt auch der Fisch bei mir häufig auf den Tisch. Mindestens einmal die Woche.

Das Gemüse kommt immer frisch vom Markt, aus meinem Bioladen oder aus einem Hofladen. Indem wir in einem Hofladen hier bei uns in der Umgebung einkaufen, unterstützen wir die Region und ich weiß, was bei mir auf den Teller kommt.
Zu einem guten Mittagessen gehört bei mir immer mal wieder gerne eine leckere Sosse. Grundsätzlich gewinne ich Sosse beim Kochen oder Braten von Fleisch und Fisch und ausserdem durch meine selbstgemachte Gemüsebrühe. Diese würze ich eventuell nach und dicke sie mit Pfeilwurzelmehl an. Damit solltet Ihr sehr sparsam umgehen, da es sehr schnell andickt.

Zum Nachtisch essen wir gerne ein Stück Obst der Saison.

9.3   Für Unterwegs:

In der Woche koche ich gerne Eintöpfe in vielen Variationen. Mal ein Gemüseeintopf, Hühnereintopf, Rindfleischeintopf, Hülsenfrüchteeintopf usw. Eurer Kreativität sind da keine Grenzen gesetzt. Einen Eintopf könnt Ihr auch mit ins Büro nehmen, so es die Möglichkeit des Aufwärmens gibt.

Salate wie z.B.: Blattsalate, Thunfischsalate, Hülsenfrüchtesalate, Eiersalate, Geflügelsalate usw. könnt Ihr auch gut vorbereiten und mit zur Arbeit nehmen. Das Dressing nehme ich immer in einem extra Behälter mit, um es kurz vor dem Verzehr über den Salat zu geben. Dazu eine Scheibe selbstgebackenes Brot selbstgebackenes Brot. Guten Appetit!

Wenn Ihr Fragen habt, dann könnt Ihr Euch gerne mit mir per E-Mail in Verbindung setzen.
gesundheits_und_ernaehrungs_trainer@arcor.de
oder weitere Informationen über meine Homepage erfahren.

Ein schönes Wochenende und viele liebe Grüße sendet Euch Katrin

10 Vollwerternährung – das Abendessen und Zwischenmahlzeiten

Mit einer regionalen und saisonalen Vollwerternährung könnt Ihr viel für einen ausreichenden Vitalstoffhaushalt tun. Mit dem Abendessen und Zwischenmahlzeiten bzw. Snacks geht es weiter.

Zum Abendessen esse ich gerne leichte Gerichte. Mein selbstgebackenes Brot belege ich mit allem was meine Vorräte hergeben und worauf ich Appetit habe. Egal ob süß oder herzhaft.

Gerne auch mal einen Nudel- oder Reissalat. Angemacht mit einer Vinaigrette aus Leinöl, Zitrone, Salz, Pfeffer, Ahornsirup und Kräutern.

Selbst hergestellte Tofu-Salate mit viel Gewürzen und Kräutern, die ebenfalls mit einer Vinaigrette angemacht werden.

Abends vermeide ich frischen Salat, da er während des Schlafens in der Nacht anfängt zu gären.

Sollte ich mal abends zum Essen gehen, dann sehe ich zu, dass ich spätestens um 18 Uhr zum Essen gehe, dann kann es auch mal etwas üppiger sein, das Dinner. Man sollte abends immer zusehen, dass das Abendessen nicht zu spät stattfindet, damit der Körper Zeit hat, bis zur Nachtruhe mit der Verdauung durch zu sein. Umso ruhiger wird der Schlaf.

10.1 Meine Zwischenmahlzeiten sind sehr vielseitig.
Trockenfrüchte kombiniere ich gerne mit Nüssen, z.B.: getrocknete Datteln oder Ananasringe mit Cashewkernen.

Gemüse- und Obstchips knabbere ich abends sehr gerne. Dank meines Sedona Dörrgerätes ist die Herstellung super einfach.

Frisches Obst und frisches Gemüse als Zwischenmahlzeit nehme ich täglich zu mir. Zu dem frischen Gemüse mache ich mir gerne Dips aus Schmand und/oder Quark. Anmachen mit Leinöl, Gewürzen und Kräutern, das peppt Euer frisches Gemüse noch mal so richtig auf.

Eine Zwischenmahlzeit, bestehend aus einem Shake, ist schnell gemacht, schmeckt super und hält ganz schön lange satt.
Kokosmilch und Früchte
Veganer Powershake
Frühstücks-Smoothie

So sieht meine regionale und saisonale Vollwerternährung aus. Seit 30 Jahren koche und backe ich vollwertig. Wir haben uns so sehr an die Vollwerternährung gewöhnt, dass wir uns nicht mehr anders ernähren wollen.
Erlaubt ist prinzipiell alles. Selbst Alkohol und Süßigkeiten, wenn Ihr darauf mal Appetit habt. Wichtig ist es, dass Ihr alles in Maßen zu Euch nehmt.

Bei der Umsetzung Eurer Ernährungsumstellung unterstütze ich Euch gerne mit Rat und Tat.

Dazu ist es nicht unbedingt notwendig, dass Ihr zu mir in die Praxis nach Bockhorn kommt. Möglich ist eine Unterstützung auch per Mail, am Telefon, am Handy oder über Skype.

Wenn Ihr Fragen habt, dann könnt Ihr Euch gerne mit mir per E-Mail in Verbindung setzen.
gesundheits_und_ernaehrungs_trainer@arcor.de
oder weitere Informationen über meine Homepage erfahren.

Ein schönes Wochenende und viele liebe Grüße sendet Euch Katrin

11 Mandarinen – Orangen – Marmelade und Honig

Mandarinen und Orangen haben nicht nur gesundheitliche Vorteile für uns. Sie schmecken auch noch. Ich habe einen Mandarinen – und Orangen – Direktimporteur kennengelernt. Die Früchte, die ich durch dieses Familienunternehmen kennengelernt habe, schmecken einfach lecker!!!!! Ich wusste gar nicht mehr, wie Mandarinen und Orangen schmecken können. Unglaublich saftig, süß, festes Fruchtfleisch, sind leicht zu schälen und absolut lecker.

Ohne chemische Behandlung zur Unterstützung des Reifeprozesses, der Farbgebung und der Lagerung.

Auf dem Höhepunkt hinsichtlich Reifegrad, Zucker- und Vitamingehalt wird geerntet. Das zeichnet ein Familienunternehmen aus!

Und hier die Vorgehensweise:

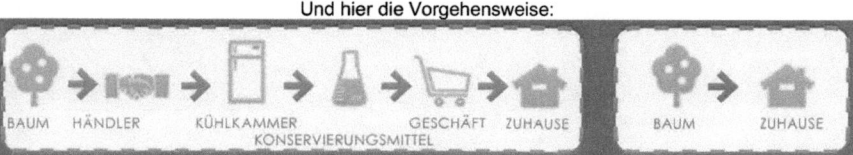

Holt Ihr Euch die Früchte im Supermarkt, dann sieht der Vermarktungsweg so aus:
Ernte -> Ernte geht zum Großhändler im Ursprungsland -> Versand nach Deutschland zu Großhändler -> Einkauf der Endverkäufer auf dem Großmarkt -> Ware wartet im Geschäft des Endverkäufers auf die Abnahme durch den Kunden.

Deine Bestellung online bei: http://www.citrusricus.com -> Ernten -> Versenden -> Bei Dir zu Haus im Obstkorb zum Geniessen! Dauer ca. 48 und 96 Stunden.

11.1 Mandarinen – die wahren Fettkiller

Nobiletin ist offenbar wirkungsvoller als das Flavonoid Naringenin. Dieser Pflanzenstoff steckt vor allem in Zitrusfrüchten und hat ihnen das Image des Fettkillers eingebracht. Nach Angaben der Forscher sei Nobiletin nun um das Zehnfache effektiver. Außerdem könne es vor Arterienverkalkungen schützen. Der wahre Fettkiller sind also die Mandarinen.

Der Pflanzenstoff Nobiletin kommt vor allem in Zitrusfrüchten vor. Der Stoff ist farblos und hat einen leicht bitteren Geschmack. Nach Angaben der Forscher kann dieser Stoff nun die Ansammlung von Fett in der Leber verhindern. Nobiletin fördere die Produktion von Prozessen, die an der Verbrennung von überschüssigem Fett beteiligt sind. Und so wird die Mandarine zum Fettkiller.
Außerdem haben Mandarinen den höchsten Selengehalt von allen Zitrusfrüchten. Deshalb wirken sie antioxidativ – sie schützen also die Zellen im Körper, sind wichtig für die Blutgerinnung und für die Schilddrüse.

11.2 Strahlende Haut

Das in der Mandarine enthaltene Vitamin C ist ein wertvolles Antioxidans, das die Hautregenerierung sowie die Wundheilung fördert. Deshalb werden Mandarinen auch bei Hautkrankheiten wie Schuppenflechte und bei Ekzemen empfohlen.
Außerdem schützen sie vor Hautschäden, die durch Sonnenexposition entstehen können.
Mit dem regelmäßigen Konsum von Mandarinen kann auch vorzeitiger Hautalterung vorgebeugt werden.

Die Vitamine C und E sowie die Ballaststoffe der Mandarinen verleihen der Haut einen gesunden Teint und beugen Unreinheiten vor.

11.3 Schönes, glänzendes Haar

Mandarinen sind reich an Vitamin E, B12 und B7 (Biotin), die für ein gesundes Haarwachstum sehr wichtig sind. Außerdem schützen die Antioxidantien dieser Zitrusfrucht das Haar vor Umweltverschmutzung.

Vitamin C ist auch für die Produktion von Kollagen sehr wichtig. Dieses stärkt das Haar, verbessert die Wundheilung und sorgt für straffe Haut.

11.4 Gegen Blutarmut

Vitamin C verbessert die Aufnahme von pflanzlichem Eisen. Deshalb empfiehlt es sich, Mandarinen zur Vorsorge oder Behandlung von Blutarmut zu essen. Kombinieren Sie diese am besten mit Hülsenfrüchten, Vollkorngetreide, Datteln oder Trockenfrüchten, um von allen Vorteilen zu profitieren.

11.5 Cholesterinspiegel reduzieren

Mandarinen helfen, das schlechte Cholesterin (LDL) zu reduzieren. Diese wirken auch gegen freie Radikale und die Oxidation des Cholesterins, so wird verhindert, dass sich dieses an den Arterienwänden festsetzt. Außerdem enthalten Mandarinen lösliche und unlösliche Ballaststoffe, welche die Aufnahme von Cholesterin im Darm verhindern. Also: Esst viele Mandarinen!
Quelle: http://www.citrusricus.com/blog/de/mandarinen-5-vorzuege-fuer-haut-haare-und-gesundheit/

11.6 Kalorien und Inhaltsstoffe

Mandarinen bieten einen guten Mix aus den verschiedensten Vitalstoffen.
Vitamine wie das Vitamin C – Vitamin A, Vitamin E, Vitamin B1, Vitamin B2, Vitamin B6 und Vitamin B12 sind in der Mandarine enthalten.
An Mineralstoffen sind unter anderem Magnesium, Kalium, Kalzium, Selen enthalten.
Die ätherischen Öle der Mandarine wirken konzentrationsfördernd und ausgleichend.

11.7 Mandarinenschalen in der Traditionellen Chinesischen Medizin

In China werden an der Sonne getrocknete Mandarinenschalen als Gewürz für Suppen, Eintöpfe, Nachspeisen, Marinaden, Tees usw. verwendet. In der Traditionellen Chinesischen Medizin (MTC) werden die Schalen dieser köstlichen Frucht schon seit mehr als 2000 Jahren als Heilmittel für verschiedene Erkrankungen eingesetzt.

Es wird zwischen der Schale der grünen Frucht, Qing Pi (die zwischen Mai und Juni geerntet wird) und der reifen Frucht, Chen Pi (die von Juli bis August geerntet wird) unterschieden. Beide sind sich sehr ähnlich, doch ein wichtiger Unterschied liegt darin, dass sich die grüne Schale durch einige Aminosäuren wir z.B. Asparaginsäure, Glutaminsäure und Prolin sowie größere Mengen an Synephrin (ein pflanzlicher Stoff, der das Nervensystem stimuliert und auch bei Abnehmdiäten eingesetzt wird) auszeichnet.

Shennong Ben Cao Jing – Erstes chinesisches Arzneimittelbuch
Die Schale der Mandarinen hat eine wärmende, antibakterielle, stärkende und bittere Wirkung.
In der chinesischen Medizin wird diese mit den Meridianen der Milz und der Lunge assoziiert. Mandarinenschalen werden zur Regulierung des Qi (vitale Energie), zur Trocknung von Feuchtigkeit, zur Behandlung von Übelkeit und gegen vermehrte Schleimbildung verwendet. Die empfohlene Dosis beträgt zwischen 3 und 9 Gramm.

Getrocknete Mandarinenschalen werden therapeutisch in Tees, Tabletten, Extrakten oder Säften, meist in Kombination mit anderen medizinalen Pflanzen bei den folgenden Beschwerden verwendet:

durch Hernien verursachte Schmerzen
Krämpfe, Menstruationsschmerzen
Dyspepsie
Brust- oder Bauchschmerzen, Blähungen
Appetitlosigkeit (auch bei Babys und Kleinkindern)
Husten mit Schleimbildung, Druck auf der Brust
Verdauungsbeschwerden, Durchfall
Übelkeit, Schluckauf
Atemwegsbeschwerden, Asthma, chronische Bronchitis
Schwäche, Müdigkeit
niedriger Blutdruck (Hypotonie)
Arthritis, Atherosklerose
usw.

Als Beispiel können wir eine Behandlung gegen Schmerzen bei Bandscheibenvorfällen erwähnen, die aus einer Kombination von getrockneten Orangenschalen (Qing Pi), Fieberstrauchwurzel (Wu Yao), Fenchelsamen (Xiao Hui Xiang) und Aucklandiae radix (Mu Xiang) besteht. Eine weitere Formel, die gegen Dyspepsie, Qi-Stau, Bauchschmerzen und Blähungen verwendet wird, setzt sich aus getrockneten Mandarinenschalen (Qing Pi), fermentierter Masse (Shen Qu), Weißdorn (Shan Zha) und Gerstenmalz (Mai Ya) zusammen.
Quelle: http://www.citrusricus.com/blog/de/mandarinenschalen-in-der-traditionellen-chinesischen-medizin/

11.8 Getrocknete Mandarinenschalen

Habe in meinem Sedona Dörrgerät Schalen von 20 verzehrten Mandarinen in 6 Stunden trocknen lassen und habe erhalten: 500 gr. getrocknete Schalen, die ich in einer Kaffeemühle pulverisiert habe und dann in ein Behältnis gegeben habe. In das Behältnis habe ich dann ein Baumwolle Päckchen mit Reis gegeben. Fertig! Der Reis entzieht den Schalen den Rest an Flüssigkeit und verlängert die Haltbarkeit.

11.9 Vergleich zwischen Orangenaroma aus der Industrietüte und selbst hergestellt Industrietütchen

Finesse Orangenschalen Aroma, 12 g kosten: 0,59 Cent, was drin ist in der Tüte weiß ich nicht und kann es nicht nachvollziehen, oder?

Ich habe hergestellt:
Katrins Mandarinenschalen vermahlen, 500 gr. kosten: Stromkosten für meinen Sedona Dörrautomaten – ansonsten keine Kosten, da ich vorher Mandarinen gegessen habe und die Schalen nicht in den Müll gegeben habe! Und ich weiß, was in meinem selbst hergestellten Orangenaroma enthalten ist.

11.10 Orangen – die fast-Alleskönner

Haushaltsreinigung… mit Orangenschalen
In diesem Artikel findet Ihr verschiedene Ideen, um Orangenschalen für die Reinigung im Haushalt zu verwenden: diese sind wirksam, preiswert, umweltschonend und duften ausgezeichnet – es wäre also schade, Orangenschalen einfach wegzuwerfen!

Orangenessig
Orangenessig ist ein Allzweckmittel, das zur Reinigung der Küche, der Fliesen im Bad usw. sehr nützlich ist. Die Orangenschalen enthalten Öl mit entfettender Wirkung. Essig wirkt desinfizierend, antimikrobiell, entkalkend und sorgt außerdem für einen schönen Glanz. Einfach ein Glas mit Orangenschalen und Essig füllen, gut verschließen und mindestens drei Wochen langziehen lassen. Danach die Schalen entfernen und schon ist der Orangenessigreiniger fertig.

Die Küchenarbeitsplatte desinfizieren
Mit den gepressten Orangenschalen können das Waschbecken, das Schneidebrett oder andere Oberflächen desinfiziert werden. Zu diesem Zwecke können auch Zitronenschalen verwendet werden.

Den Mikrowellenherd reinigen
Einfach ein Glas Wasser mit Orangenschalen in der Mikrowelle ungefähr 5 Minuten lang erhitzen.
Danach kann das Innere ganz einfach mit einem Tuch gereinigt werden.

Zur Entfernung von Kalk
Mit den Orangenschalen können Wasserhähne in der Küche oder im Bad von Kalk befreit werden.
Danach wird alles wunderbar nach Orange riechen.

Gegen Ameisen
Orangenschalen enthalten den Wirkstoff d-Limonen, der wie ein natürliches Insektenmittel wirkt. Der
Vorteil dabei ist, dass dieses für Menschen, Haustiere und den Garten nicht schädlich ist. Um das
Mittel herzustellen, werden einfach Orangenschalen im Standmixer zerkleinert und mit etwas Wasser
verdünnt. Diese Paste wird dann in den Bereichen, wo sich Ameisen befinden aufgetragen, um diese
zu vertreiben.

Quelle: http://www.citrusricus.com/blog/de/haushaltsreinigung-mit-orangenschalen/

11.11 Und wozu Ihr Orangenschalen noch nutzen könnt
- Orangenschalen könnt Ihr super trocknen. Nach der Trocknung die Schalen in einer Kaffee-
mühle fein vermahlen
- Schale der geschälten Orangen auf der Heizung trocknen, riecht super
- Die getrockneten Orangenschalen könnt Ihr auch zum Aufbrühen als Orangentee nutzen
- Zu Dekozwecken eigenen sie sich ebenfalls.
- Ihr könnt auch getrocknete Orangenschalen in Euren Kleiderschrank legen. Riecht ein wenig
besser als Mottenkugeln
-
Ich verarbeite diese Früchte zu Marmelade, Dip, Sosse, Cocktail und... und ... und...

Wollt Ihr mehr wissen? Dann setzt Euch mit mir in Verbindung und wir vereinbaren einen Termin.
Bei der Umsetzung Eurer Ernährungsumstellung unterstütze ich Euch gerne mit Rat und Tat.
Dazu ist es nicht unbedingt notwendig, dass Ihr zu mir in die Praxis nach Bockhorn kommt. Möglich ist
eine Unterstützung auch per Mail, am Telefon, am Handy oder über Skype.
Wenn Ihr Fragen habt, dann könnt Ihr Euch gerne mit mir per E-Mail in Verbindung setzen.
gesundheits_und_ernaehrungs_trainer@arcor.de
oder weitere Informationen über meine Homepage erfahren.
Ein schönes Wochenende und viele liebe Grüße sendet Euch Katrin

12 Rezepte, Tipps und Tricks aus meiner Küche

Rezepte, Tipps und Tricks im Allgemeinen, die ich in der letzten Woche ausprobiert habe und bestimmt immer wieder zubereiten bzw. anwenden werde, weil sie soooo lecker und einfach sind! Diese Geschmackserlebnisse und Tipps möchte ich mit Euch teilen.

12.1 Meine Mandarinen- und/oder Orangenmarmelade

1000 Gramm Mandarinen und/oder Orangen (UNGESPRITZT)
350 Gramm Dr. Oetker Gelierzucker mit Süßungsmittel aus Stevia

Früchte werden ungeschält geachtelt, dann mit einem Zauberstab pürieren.
Pürierte Früchte mit dem Gelierzucker vermischen und in saubere Schraubgläser füllen und verschließen. Dann stellt Ihr eine Auflaufform gefüllt mit Wasser in den Backofen, da hinein setzt Ihr die verschlossenen Gläser. Umluftherd auf 150 Grad stellen. Sobald das Wasser in der Schale anfängt zu kochen, beginnt das Einkochen. Nach 10 Minuten den Herd ausstellen und die Gläser über Nacht einfach auskühlen lassen. Am anderen Tag nehmt Ihr Eure fertige Marmelade aus dem Backofen. Fertig!

12.2 Oder mein Mandarinen- und/oder Orangenmus

1000 Gramm Mandarinen und/oder Orangen (UNGESPRITZT)
175 Gramm Dr. Oetker Gelierzucker mit Süßungsmittel aus Stevia

Früchte werden geschält und mit einem Zauberstab pürieren.
Pürierte Früchte mit dem Gelierzucker vermischen und in saubere Schraubgläser füllen und verschließen. Dann stellt Ihr eine Auflaufform gefüllt mit Wasser in den Backofen, da hinein setzt Ihr die verschlossenen Gläser. Umluftherd auf 150 Grad stellen. Sobald das Wasser in der Schale anfängt zu kochen, beginnt das Einkochen. Nach 10 Minuten den Herd ausstellen und die Gläser über Nacht einfach auskühlen lassen. Am anderen Tag nehmt Ihr Eure fertige Marmelade aus dem Backofen. Fertig!

Und die vielen Mandarinenschalen? Was meint Ihr wohl??? Natürlich mein Orangenaroma, bei mir aus getrockneten Mandarinenschalen.

12.3 Getrocknete Mandarinenschalen

Habe in meinem Sedona Dörrgerät die Schalen, der zu Marmelade und Mus verarbeiteten Mandarinen, in 6 Stunden trocknen lassen und habe getrocknete Schalen hergestellt, die ich in einer Kaffeemühle pulverisiert habe und dann in ein Behältnis gegeben habe. In das Behältnis habe ich dann ein Baumwolle Päckchen mit Reis gegeben. Fertig! Der Reis entzieht den Schalen den Rest an Flüssigkeit und verlängert die Haltbarkeit.

Kurz noch mal der Vergleich: Aroma kaufen oder Selbermachen
Vergleich zwischen Orangenaroma aus der Industrietüte und selbst hergestellt Industrietütchen:
Finesse Orangenschalen Aroma, 12 g kosten: 0,59 Cent, was drin ist in der Tüte weiß ich nicht und kann es nicht nachvollziehen, oder?

12.4 Probiert dann bitte mal folgendes: Pfannkuchen

300 Gramm frisch gemahlenen Dinkel

4 Eier
½ Flasche Wasser mit Kohlensäure
1 Prise Salz
1 Esslöffel von dem selbsthergestellten Orangenaroma (bei mir Mandarinenarmoa)

Alles mit einem Schneebesen verrühren. Ich nehme dazu meinen Stabmixer (Kenwood HB 887 Profi Stabmixer Lafer Edition, 700 Watt), ich finde, dass die Pfannkuchen dann noch lockerer bzw. fluffiger werden. Den Teig mindestens 1 Stunde quellen lassen, dann lasse ich noch einmal meinen Stabmixer arbeiten. Pfannkuchen ausbacken und als Krönung oben auf den fertig gebackenen Pfannkuchen mein Mandarinenmus. Der Geschmack einfach einmalig, Sonne pur auf dem Teller.
SUPER einfach, schnell und lecker!!!!!!!

12.5 Und wo bekommt Ihr die tollen Früchte?

Natürlich bei citrusricus
Die Mandarinenzeit ist leider vorbei, aber Orangen gibt es noch. Ihr könnt alle Rezepte und Tipps auch mit den Orangen von citrusricus umsetzen. Durch meine Mandarinenmarmelade und mein Mandarinenmus habe ich jetzt einen Vorrat an Geschmack nach Sommer und Sonne, bis zur nächsten Ernte!

12.6 Mein Sauerkrautsalat

Gekochte und geschälte Rote Beete
Früchte -> Ananas oder/und Mandarinen oder/und Apfelsinen oder/und Äpfel, was auch immer Ihr wollt! alles würfeln
Frisches Sauerkraut klein schneiden.

Marinieren mit:
Leinöl
Zitronensaft
Meerrettich und/oder Senf
Eventuell mit Ahornsirup, Agavendicksaft oder Honig süssen

Alles gut vermengen und schön durchziehen lassen.

12.7 Tipps, die sich bei mir in der Küche so ergeben haben, da ich viel am Ausprobieren bin.

Gemüse wie Brokkoli, Blumenkohl, Porree, Zwiebeln usw. in Honig anbraten, dann mit selbstgemachter Gemüsebrühe ablöschen (wenig Flüssigkeit zugeben) und bissfest garen.

In Frikadellen, egal ob aus Fleisch oder Vegan, kommen Zwiebeln und Knoblauch gegart in die Masse, dass macht die Frikadelle bekömmlicher.

Wer gerne mit Chilischoten würzt, kennt es, dass es auch mal zu scharf werden kann. Dann könnt Ihr durch Zugabe von Honig und/oder, wenn es passt mit Kokosmilch, die Schärfe abmildern.

Wollt Ihr mehr wissen? Dann setzt Euch mit mir in Verbindung und wir vereinbaren einen Termin.

Bei der Umsetzung Eurer Ernährungsumstellung unterstütze ich Euch gerne mit Rat und Tat.
Dazu ist es nicht unbedingt notwendig, dass Ihr zu mir in die Praxis nach Bockhorn kommt. Möglich ist eine Unterstützung auch per Mail, am Telefon, am Handy oder über Skype.
Wenn Ihr Fragen habt, dann könnt Ihr Euch gerne mit mir per E-Mail in Verbindung setzen.
gesundheits_und_ernaehrungs_trainer@arcor.de
oder weitere Informationen über meine Homepage erfahren.

Ein schönes Wochenende und viele liebe Grüße sendet Euch Katrin

13 Mit der richtigen Ernährung bleiben Sie geistig fit

Geistige Fitness wird auch im Magen entschieden. Forschungsergebnisse zeigen deutlich, dass bestimmte Lebensmittel dem Gehirn eine Wohltat erweisen können.

Im Alltag siegt bei der Ernährung oftmals Bequemlichkeit vor Vernunft. Wie einfach ist es, eine Tüte Chips zu öffnen, verglichen mit dem Einkaufen und Kochen frischer Lebensmittel; und danach wartet auch noch der unliebsame Abwasch. Dennoch: Es lohnt sich, auf eine gesunde Ernährung zu achten. Wohingegen in der Vergangenheit meist die Vorteile für die körperliche Gesundheit betont wurden, zeigt sich zunehmend, dass auch die geistige Gesundheit stark von den Ernährungsgewohnheiten abhängt. Mit ein paar Tipps können Sie sicherstellen, dass Ihr Gehirn die Nährstoffe erhält, die es benötigt:

13.1 Omega-3 Fettsäuren

Sushi ist Nahrung für den Kopf. Viel war in den letzten Jahren von diesen Fettsäuren die Rede. Zunehmend wird klar, wie wichtig sie für das geschmeidige Funktionieren unseres Gehirns sind. Eine Studie aus dem Jahr 2012, die an der Universität Los Angeles (UCLA) durchgeführt wurde, hat in diesem Zusammenhang viel Aufmerksamkeit erhalten. In der Studie wurde demonstriert, dass Personen, die wenig Omega-3 Fettsäuren in ihrer Ernährung aufnehmen, ein geringeres Gehirnvolumen besitzen und in Intelligenztests deutlich schlechter abschnitten, als Personen, die reichlich Omega-3 Fettsäuren zu sich nehmen. Doch damit nicht genug. Eine weitere Studie aus dem Jahr 2014, die im Journal of Preventative Medicine veröffentlicht wurde, konnte die Erklärung für die segensreiche Wirkung liefern [1]. Man fand heraus, dass Omega-3 Fettsäuren die Verbindungen im Gehirn stärken. Die Folge ist eine effizientere Informationsübertragung.

Omega-3 Fettsäuren befinden sich in einer Vielzahl von Lebensmitteln. Besonders ergiebig sind bestimmte Fischarten, insbesondere Thunfisch, Lachs und Heilbutt. Ob Sie den Fisch backen, braten oder grillen, ist dabei Ihnen überlassen. Die gesundheitlich positive Wirkung geht dadurch nicht verloren. Die Harvard School für Gesundheit empfiehlt aus diesem Grund zweimal pro Woche Fisch zu essen.
Sie mögen keinen Fisch oder sind Vegetarier? Auch Sie müssen nicht auf eine Omega-3 Fettsäure-reiche Ernährung verzichten. Beispielsweise können Sie Ihr Depot mit Walnüssen, Eiern oder Spinat füllen.

13.2 Brainfood

Neben Omega-3 gibt es weitere Inhaltstoffe, die Ihrem Gehirn guttun. Insbesondere Blattgemüse sollte ein regelmäßiger Bestandteil der Ernährung sein. Nicht umsonst wird der regelmäßige Verzehr von der amerikanischen Gesundheitsbehörde empfohlen. In einer Studie konnte gezeigt werden, dass Personen, die regelmäßig Blattgemüse essen, in Tests, die die geistige Leistungsfähigkeit erfassen, im Durschnitt Leistungen zeigten, wie um 11 Jahre jüngere Personen [2]. Die Wissenschaftler gehen davon aus, dass eine große Anzahl verschiedener Stoffe (Beta-Carotin; Lutein; Zeaxanthin) dafür verantwortlich sind, den geistigen Verfall zu verlangsamen. Gute und schmackhafte Beispiele für Blattgemüse stellen Spinat und Grünkohl dar.

13.3 Nahrungsergänzungsmittel

Der Griff zur Pillenpackung ist verlockender Gedanke liegt nahe: Anstelle sich zu einer gesunden Ernährung zu zwingen, nimmt man einfach regelmäßig Nahrungsergänzungsmittel. Und werben Hersteller von Nahrungsergänzungsmitteln nicht damit, dass ihre Tabletten die gleichen Inhaltstoffe bieten, wie die Lebensmittel, die Sie ernähren. Wie so oft, ist die Realität komplexer. Eine Vielzahl von Studien hat sich inzwischen mit der Frage beschäftigt, ob Nahrungsergänzungsmittel halten, was sie versprechen. Neben den beliebten Vitaminpräparaten gibt es auch Anbieter von Omega-3 Fettsäure-Präparaten. Die Datenlage lässt sich wie folgt zusammenfassen: Vitaminpräparate: Im besten Fall sind sie nutzlos, im schlimmsten Fall schädlich. Beispielsweise konnte gezeigt werden, dass die Einnahme von Beta-Carotin und Vitamin E (beliebt bei Rauchern) das Lungenkrebsrisiko nicht nur nicht senkt, sondern steigert. Viele Menschen greifen zu Selen, in der Hoffnung dadurch das Krebsrisiko zu senken. Doch auch diese Hoffnung konnte sich in einer Meta-Analyse nicht bestätigen. Bezüglich Vitamin A und C lässt sich kein positiver Effekt nachweisen [3].

Omega-3 Fettsäuren: Omega-3 Fettsäure-Präparate sind nicht nur aus oben beschriebenen Gründen beliebt, sondern auch, da ihnen ein Schutz vor Herz-Kreislauf-Erkrankungen nachgesagt wird. Leider konnte nicht belegt werden, dass sich eine regelmäßige Einnahme von Omega-3 Fettsäure-Präparaten positiv auf die Gesundheit des Herz-Kreislauf-Systems auswirkt. Bezogen auf die oben beschriebenen Effekte auf die Gehirngesundheit, konnte eine groß angelegte Studie nachweisen, dass sich die regelmäßige Einnahme von Omega-3 Fettsäure-Präparaten positiv auf das Gehirnvolumen auswirkt [4].

13.4 Fazit:
Gesunde Ernährung ist zentraler Baustein eines gesunden Lebens
Neben regelmäßiger geistiger und körperlicher Betätigung, ist die richtige Ernährung ein zentraler Baustein eines gesunden Lebens. Grundsätzlich gilt dabei: Ein regelmäßiger Gang zur Fischtheke und Gemüseabteilung ist vielversprechender, als der Griff zur Pillenschachtel.

Quelle:
NeuroNation

Weitere Quellen:
1: Raji. C., Erickson, K., Lopez, O., Kuller, L., Gach, M., Thompson, P., Riverol, M., & Becker, J. (2014). Regular Fish Consumption and Age-Related Brain Gray Matter Loss.
2: Federation of American Societies for Experimental Biology (FASEB). (2015, March 30). Eating green leafy vegetables keeps mental abilities sharp.ScienceDaily. Retrieved October 30, 2015 from www.sciencedaily.com/releases/2015/03/150330112227.html
3: Park, S., Murphy, S., Wilkens, L., Henderson, B., Kolonel, L. (2010). Multivitamin Use and the Risk of Mortality and Cancer Incidence. American Journal of Epidemiology. 173(8), 906-914.
4: Pottala, J., Yaffe, K., Robinson, J., Espeland, M., Wallace, R., & Harris, W. (2104). Higher RBC EPA + DHA corresponds with larger total brain and hippocampal volumes. Neurology, 82(5), 435-442.

Seit einem Jahr bin ich Mitglied bei NeuroNation und ich kann diese Seite nur sehr empfehlen. Die Aufgaben bringen viel Spaß und tun meinem Kopf sehr gut. Schon nach kurzer Zeit habe ich gemerkt, wie gut mir das tägliche Training bei NeuroNation tut.

Wollt Ihr mehr wissen? Dann setzt Euch mit mir in Verbindung und wir vereinbaren einen Termin.

Bei der Umsetzung Eurer Ernährungsumstellung unterstütze ich Euch gerne mit Rat und Tat.

Dazu ist es nicht unbedingt notwendig, dass Ihr zu mir in die Praxis nach Bockhorn kommt. Möglich ist eine Unterstützung auch per Mail, am Telefon, am Handy oder über Skype.

Wenn Ihr Fragen habt, dann könnt Ihr Euch gerne mit mir per E-Mail in Verbindung setzen.

gesundheits_und_ernaehrungs_trainer@arcor.de

oder weitere Informationen über meine Homepage erfahren.

Ein schönes Osterwochenende und viele liebe Grüße sendet Euch Katrin

14 Einfache, schnelle aber super leckere Rezepte

In der letzten Woche war ich mal wieder richtig kreativ in meiner Küche. Die Rezepte, die Ihr hier findet, habe ich ausprobiert.

14.1 Zucchini Lasagne
Zutaten:

1. 1 EL Ghee oder/und Kokosöl oder/und Rotes Palmöl
2. 500 g Rinderhack vom Biorind
3. 5 Zwiebeln
4. 3 Knoblauchzehen
5. 1 EL frische oder tiefgekühlte Italienische Kräuter
6. 1 TL Honig, Agavendicksaft oder Ahornsirup
7. 50 ml Kokosmilch
8. 400 ml passierte Tomaten
9. 1 Prise(n) Meersalz

2 große Zucchini

Zubereitung:
Als erstes aus den Tätigkeiten 1-9 eine Sosse herstellen.
Dann die Zucchini in dünne Scheiben schneiden und in eine eingefettete Auflaufform abwechselt mit der Sosse schichten.
Den Auflauf nun in den vorgeheizten Backofen bei 180°C – 30 Minuten backen

14.2 Kronfleisch – Hanging Tender – Nierenzapfen – Onglet

Dieses Fleisch verarbeitet der Metzger zu Hackfleisch – VIEL ZU SCHADE!

Das Kronfleisch auch genannt Hanging Tender oder Nierenzapfen oder Onglet, wird in der Mitte von einer dicken Sehne geteilt. Diese Sehne müsst Ihr entfernen. Dann habt Ihr zwei Stränge feinstes Rindfleisch.

Aus jeder Seite habe ich 4-5 kleine Stücke geschnitten. Diese habe ich dann über Nacht in einer Marinade eingelegt.

Zutaten für die Marinade:

Sojasauce
Ahornsirup
Zitronen- oder Apfelsinensaft
Zwiebeln
Knoblauch
Ingwer
Chilischoten
Koriander, frisch oder Petersilie
Sahne, Milch oder Milchersatz (Hafer-, Soja-, Dinkelmilch usw.)

Die Mengenangabe habe ich extra nicht angegeben, dies sollte jeder für sich entscheiden und herausfinden.

Die Sojasoße ersetzt das Salz beim Fleisch.

Der Ahornsirup gibt einen milden Geschmack
Zitronen- oder Apfelsinensaft ergibt einen fruchtigen Geschmack und ersetzt Essig.
Zwiebeln und Knoblauch in die Marinade so viel wie Ihr mögt.
Ingwer und Chilischoten geben die Schärfe und ersetzen den Pfeffer.
Beim frischen Koriander achtet darauf, dass Ihr mit der Dosierung vorsichtig seid und
Euch langsam heranprobiert, da Koriander bei einer Überdosierung seifig schmecken
kann. Ich habe mit zwei Blätter Koriander angefangen.

Die Flüssigkeitsmenge sollte so viel sein, dass das einzulegende Fleisch bedeckt ist.
Alle Zutaten für die Marinade habe ich püriert mit meinem Kenwood HB 887 Profi
Stabmixer Lafer Edition, 700 Watt. Ihr könnt natürlich zum Pürieren das Gerät nut-
zen, welches in Eurem Haushalt vorhanden ist.

Die Schüssel mit dem eingelegten Fleisch über Nacht im Kühlschrank stehen lassen.
Am anderen Morgen habe ich das Fleisch aus der Marinade (Die Marinade habe ich
kurz erhitzt und mit Pfeilwurzelmehl angedickt = Sosse) genommen und in zwei Portionen einvakuumiert und für 6 Stunden bei 55 Grad in meinen Sous Vide gelegt.
Nach den 6 Stunden das Fleisch aus dem Beutel nehmen und gut abtrocknen. Den
Saft des Fleisches mit in die Marinade geben. Dann das Fleisch in ganz heißem Fett
2 Minuten von jeder Seite knusprig braten.

Jetzt aus der Pfanne auf den Teller, hinein in die leckere Sosse und dann nur noch
geniessen!!!!!

Kleiner Tipp am Rande: Habe nur eine Portion aus dem Vakuumbeutel zubereitet.
Die andere Portion habe ich noch einvakuumiert in den Kühlschrank gelegt und erst
am anderen Tag zubereitet. Diesmal aber nicht gebraten, sondern in der Sosse langsam erwärmt.

14.3 Flank Steak

Dieses Fleisch verarbeitet der Metzger zu Hackfleisch – VIEL ZU SCHADE!
Fragt doch mal bei einem Metzger Eures Vertrauens nach, ob er Euch, so er noch
selber schlachtet, einen Nierenzapfen oder ein Flank Steak verkaufen würde.
Flank Steak: Aus dem unteren Rippenbereich, dem „Rinderlappen" unterhalb des
Filets herausgeschnittenes Fleischstück, 1,5 bis zwei Pfund schwer. Sollte mariniert
und nicht ganz durchgebraten serviert werden. Wichtig: Unbedingt quer zur Faser
schneiden!

Nach dem Entfernen der innenliegenden Sehne erhält das Steak in etwa die Form
eines Bügeleisens (englisch: flat iron), dem es seinen Namen verdankt. Alternative
Bezeichnungen für das Flat Iron Steak sind Butlers' Steak (Großbritannien), Oyster
Blade Steak (Australien) und Schulterscherzel (Österreich), doch egal, wie Ihr es
nennt: Das Flat Iron Steak wird Euch garantiert schmecken.

Zubereitet habe ich das Flank Steak genauso wie das Kronfleisch auch genannt
Hanging Tender oder Nierenzapfen oder Onglet.
Nur habe ich das Flank Steak über Nacht in meinen Sous Vide gelassen.
Ausserdem solltet Ihr dieses Flank Steak nach dem scharfen Anbraten für ca. 20 Mi-
nuten im ca. 50 Grad heißem Backofen in einer Alufolie ruhen lassen.

Kleiner Tipp am Rande: Ihr könnt das Flank Steak auch in Portionen einvakuumieren. Übriggebliebene einvakuumierte Portion in den Kühlschrank legen und anderen Tag zubereitet.
Bitte beachten: Unbedingt quer zur Faser schneiden!
Oder Ihr bereitet das Flank Steak im Ganzen zu und schneidet das was übrig bleibt in feine Scheiben. Verwenden könnt Ihr die feinen Scheiben wie Aufschnitt oder kalt mit Bratkartoffeln und Remoulade, so wie Ihr das vom Roastbeef her kennt.

14.4 Ochsenbäckchen im Sous Vide

Werden im Sous Vide besonders zart. Über Nacht bei 60 Grad einvakuumiert reifen lassen. Am anderen Tag einfach scharf anbraten und in Alufolie warmhalten. Aus den Röststoffen, die in der Pfanne durch das scharfe Anbraten entstehen, zaubert Ihr ganz nach Geschmack eine leckere Sosse.

14.5 Geschmorte Ochsenbäckchen

Die Ochsenbäckchen werden scharf in heißem Pflanzenöl anbraten. Wurzelgemüse, Zwiebel und Knoblauch dazugeben und mit rösten. Mit Rotwein ablöschen. Anschließend mit Rindfleischfond aufgießen bis die Ochsenbäckchen gut bedeckt sind. Gewürze nach Geschmack dazugeben. Ich nehme gerne grob geschrotete Pfefferkörner, geriebener Ingwer und Chilischoten. Alles gut 3 Stunden köcheln lassen. Danach herausnehmen und die Soße mit einem Zauberstab pürieren und mit Pfeilwurzelmehl andicken.

14.6 Nussmus

Zutaten:

250 Gramm Nüsse (alle Nussarten, die Euch schmecken, können dazu verwendet werden.)
40 ml Öl (Leinsamenöl oder Kokosöl)

Alles mit einem guten Zauberstab (ich habe einen Kenwood HB 887 Profi Stabmixer Lafer Edition, 700 Watt) oder in einem Personal Blender pürieren.

Zur Geschmacksverfeinerung könnt Ihr folgende Variationen ausprobieren:
Ahornsirup, Agavendicksaft, dann wird es süß.
Trockenfrüchte, die vorher kurz eingeweicht werden, geben dem Nussmus eine feine süß-fruchtiges Note.
Raw-Kakao gibt einen schokoladig-nussigen Geschmack und schmeckt dem Nutella ähnlich.
Zimt, Kardamon und Vanille verfeinern ein Nussmus und geben ihm dadurch eine besondere Note.

14.7 Marmorkuchen im Glas

Zutaten:
250 g Butter
250 ml Ahornsirup oder Agavendicksaft
1 Vanilleschote
1 Prise Salz
3 Eier
1 Päckchen Weinsteinsäure

400 g frisch gemahlenes Weizen- oder Dinkelmehl
1/8 Liter Milch oder Milchersatz (Hafer-, Soja-, Dinkelmilch usw.)
2 EL RAW-Schokoladenpulver

Ausser dem RAW-Schokoladenpulver, alles zu einem Teig verrühren, der Teig sollte zäh vom Löffel gleiten.
In eingefettete Schraubgläser bis knapp zur Hälfte füllen. Dem restlichen Teig gebt ihr dann das RAW-Schokoladenpulver hinzu gut verrühren und auf die helle Teigmasse geben, bis die Gläser zu 2/3 befüllt sind.
Dann 30 – 45 Min. im Backofen backen. Stäbchentest! Sind die Kuchengläser fertig gebacken, dann vorsichtig aus dem Backofen nehmen (heiß!) und sofort den Deckel (nicht mitbacken) auf die Gläser schrauben.

Fertig und schon habt Ihr Marmorkuchen im Glas auf Vorrat gebacken!

Wollt Ihr mehr wissen? Dann setzt Euch mit mir in Verbindung und wir vereinbaren einen Termin.
Bei der Umsetzung Eurer Ernährungsumstellung unterstütze ich Euch gerne mit Rat und Tat.
Dazu ist es nicht unbedingt notwendig, dass Ihr zu mir in die Praxis nach Bockhorn kommt. Möglich ist eine Unterstützung auch per Mail, am Telefon, am Handy oder über Skype.
Wenn Ihr Fragen habt, dann könnt Ihr Euch gerne mit mir per E-Mail in Verbindung setzen.
gesundheits_und_ernaehrungs_trainer@arcor.de
oder weitere Informationen über meine Homepage erfahren.

Ein schönes Wochenende und viele liebe Grüße sendet Euch Katrin

15 Der dekadente Eintopf! Kurz und Knackig!

Beinscheibe vom Highland-Rind mit einem Ochsenbäckchen und mit meiner Gewürzmischung aus Pfeffer, Kurkuma, Chili sowie mit meiner selbst hergestellten Brühe sanft schmoren.

Das Ganze zwei Stunden schmoren.

Nach zwei Stunden habe ich mal probiert. Das Ochsenbäckchen war und ist zum Verführen lecker, ich habe mich beherrschen müssen, nicht alles zu Essen. Das Highland-Rindersuppenfleisch: fällt vom Knochen und ich bin leider satt. Sieht super aus und obwohl satt – habe das Fleisch probiert, genauso ein Traum wie das Ochsenbäckchen. Begeißterung auf der ganzen Linie ist und war die Folge!

Ihr glaubt es nicht:
Die Brühe: GENIAL, das Fleisch: GENIAL.

Habe dann einen Spitzkohl klein geschnitten und ab in den dekadenten Eintopf. Dazu Low Carb Nudeln, fertig ist der dekadente Eintopf mit wenig Kalorien!

Wollt Ihr mehr wissen? Dann setzt Euch mit mir in Verbindung und wir vereinbaren einen Termin.
Bei der Umsetzung Eurer Ernährungsumstellung unterstütze ich Euch gerne mit Rat und Tat.
Dazu ist es nicht unbedingt notwendig, dass Ihr zu mir in die Praxis nach Bockhorn kommt. Möglich ist eine Unterstützung auch per Mail, am Telefon, am Handy oder über Skype.
Wenn Ihr Fragen habt, dann könnt Ihr Euch gerne mit mir per E-Mail in Verbindung setzen.
gesundheits_und_ernaehrungs_trainer@arcor.de
oder weitere Informationen über meine Homepage erfahren.

Eine schöne Restwoche und viele liebe Grüße sendet Euch Katrin

16 Gründung einer Selbsthilfegruppe für Mobbing-Opfer

Meine Mobbing-Opfer-Karriere und wie ich lernte damit umzugehen
Dieses Wissen möchte ich in einer Selbsthilfegruppe weitergeben, da ich am Anfang so meine Schwierigkeiten hatte, Mobbing zu erkennen und mir die richtige Hilfe zu holen. Zum Beginn meiner Mobbing-Opfer-Karriere hätte ich mich sehr gefreut, wenn ich eine Selbsthilfegruppe in meiner Umgebung gefunden hätte. Deshalb möchte ich diese Lücke schließen und Betroffenen helfen.

Wer war schon einmal ein Mobbing-Opfer? Wer oder was hat Dir geholfen?

Wer befindet sich gerade in einer Mobbingphase? Vielleicht kann Dir eine Selbsthilfegruppe helfen.

Zur Gründung einer Selbsthilfegruppe brauche ich Eure Unterstützung, darum möchte ich Euch recht herzlich bitten.

Kennt Ihr jemanden, der Hilfe braucht? Dann macht ihn bitte auf diesen Blogbeitrag aufmerksam.

Wenn Ihr zu diesem Thema etwas Konstruktives beitragen könnt, dann setzt Euch bitte mit mir per Mail in Verbindung

gesundheits_und_ernaehrungs_trainer@arcor.de

So, wie die meisten Menschen verbringe auch ich einen Großteil meines Lebens an meinem Arbeitsplatz.

Dort bin ich umgeben von Kollegen, Mitarbeitern und Vorgesetzten. Da jeder eine eigene Meinung, Interessen und Wertevorstellungen hat, kann es im Laufe eines Arbeitslebens zu Konflikten kommen. Auseinandersetzungen bleiben da nicht aus.

Kommt es jedoch zum Streit mit den Kollegen, Mitarbeitern und Vorgesetzten, verhärten sich sehr schnell die Fronten.

Führen dann auch noch keine klärenden Gespräche zum Ziel eines ausgeglichenen Betriebsklimas, so kann dies für die beteiligten Menschen zu einem gesundheitlichen Problem führen.

So ist es mir ergangen, seitdem habe ich viel gelernt.

„Eine Hilfe für Betriebe und Betroffene
Mobbing ist mehr als schlechtes Betriebsklima, schlimmer als gelegentlich ungerechte Vorgesetzte, belastender als der übliche Büroklatsch. „To-mob" bedeutet aus dem Englischen übersetzt so viel wie anpöbeln, schikanieren, attackieren, angreifen, drangsalieren.

Mobbing beschreibt ein Phänomen in der Arbeitswelt, bei dem Einzelpersonen oder eine Gruppe von Personen andere Kollegen oder Kolleginnen gezielt, häufig und über einen längeren Zeitraum hinweg angreifen. Dabei wird die betreffende Person erniedrigt, um die Ausgrenzung aus dem Arbeitsverhältnis zu erreichen. Diese feindseligen Handlungen geschehen mit einer gewissen Regelmäßigkeit und Dauer.

Was ist Mobbing und wie erkenne ich Mobbing?
Die Grenzen zwischen alltäglichen Konflikten, handfesten psychosozialen Belastungen und Mobbing sind fließend. Folgende Merkmale sind hilfreich, um den Unterschied zu erkennen:

Die Angriffe betreffen eine bestimmte Person oder Gruppe
Während das cholerische oder pedantische Verhalten eines Vorgesetzten in ähnlicher Weise alle Personen betrifft, die mit ihm zusammenarbeiten, ist es bei Mobbing eine einzelne, bestimmte Person, die oft plötzlich und scheinbar willkürlich zur Zielscheibe von Anfeindungen oder Aggressionen wird.

Es wird die Würde und der Respekt der Person angegriffen
Mobbinghandlungen signalisieren der betroffenen Person, dass sie nicht respektiert wird, selbst, wenn die Gemobbten deutlich machen, wie verletzend sie die Demütigungen und Angriffe empfinden.

Die Angriffe sind zielgerichtet und systematisch
Mobbing verfolgt häufig eine bestimmte destruktive Absicht. Das Opfer soll durch systematische Missachtung gestraft, für die Gruppe als willkommener „Blitzableiter" fungieren oder sogar aus dem Betrieb geekelt werden.

Die Angriffe finden regelmäßig und über einen längeren Zeitraum statt
Im Gegensatz zu kurzzeitigen Ausfällen einzelner Personen in besonderen Stresslagen kommt es bei Mobbing zu häufigen und regelmäßigen Vorfällen.

Mobbingangriffe erfolgen in vier Bereichen:
Im Bereich der Kommunikation
Es wird der Kontakt verweigert, jemand wird „wie Luft" behandelt, demonstrativ gemieden. Nicht selten gehen im Verlauf des Mobbinggeschehens sämtliche Anstands- und Fairness-Regeln „über Bord".

16.1 Im Bereich des sozialen Ansehens

Wenn Gerüchte verbreitet werden und „schlecht über eine Person gesprochen wird", entsteht häufig von ihr unbemerkt ein Bild im sozialen Umfeld, das sich nachträglich nur schwer korrigieren lässt. Im Gegensatz zu üblichem Klatsch und Tratsch, der auch als sozialer „Kitt" bezeichnet werden kann, wird hier eine bestimmte Person aus dem sozialen Geschehen ausgegrenzt und zunehmend isoliert.

16.2 Im Bereich der fachlichen Kompetenz

Auf der Arbeitsebene erleben die Betroffenen, dass versucht wird, ihre Kompetenz und ihr fachliches Ansehen zu demontieren, d.h. ihnen werden Fehler nachgewiesen, um sie anzuschwärzen.

16.3 In der Arbeitszufriedenheit

Mobbing zielt hier auf die Arbeitszufriedenheit. Nicht selten wird den Betroffenen unliebsame Arbeit zugeteilt oder die Einsatzorte und Arbeitszeiten so geändert, bis sich die Arbeitsbedingungen zunehmend verschlechtern.

Mobbing kränkt und macht krank – der Weg in die Katastrophe
Wer während seines Arbeitstages keinerlei fachliche oder soziale Anerkennung erlebt und ständigen Anfeindungen, Schikanen oder Diskriminierungen ausgeliefert ist, und zwar von Kollegenseite oder Vorgesetztenseite, für den stellt dieses (betriebliche Umfeld) eine Belastung dar, der auf Dauer kein Mensch gewachsen ist.

So führen die hohen seelischen Belastungen oft zu Erkrankungen des Körpers, also zu psychosomatischen Erkrankungen. Phasen eines typischen Mobbing-Verlaufs dokumentiert folgende Übersicht:

16.4 Phase 1 – Ungelöster Konflikt

Erste persönliche Schuldzuweisungen
Erste Stresssymptome, Anpassung, Versöhnungsangebote

16.5 Phase 2 – Der Psychoterror beginnt

Konflikt im Hintergrund, Schikanen,
Angst, Selbstzweifel

16.6 Phase 3 – Arbeitsrechtliche Sanktionen

Eskalation, Fehler häufen sich, Abmahnungen, innere Kündigung,
Burn-out, Erschöpfungssymptome

16.7 Phase 4 – Abwehrversuche

Isolation, Verzweiflung, Misstrauen, psychosomatische Erkrankungen,
ärztliche/therapeutische Fehldiagnosen, vergebliche juristische Schritte

16.8 Phase 5 – Der Ausschluss

Kündigung, langfristige Krankschreibung
(Posttraumatisches Stresssyndrom, Depression),
Frühverrentung, Suizid

Der Mobbingreport – Repräsentativstudie der Bundesanstalt für Arbeitsschutz und Arbeitsmedizin für Deutschland
Etwa 2,7 Prozent der erwerbstätigen Deutschen werden am Arbeitsplatz über einen längeren Zeitraum schikaniert, drangsaliert, benachteiligt oder ausgegrenzt. Dies ist das Ergebnis der ersten deutschen Repräsentativstudie zum Thema Mobbing. 11,3 Prozent aller Erwerbstätigen, also jede neunte Person, sind oder waren schon einmal von Mobbing betroffen. Wenngleich Mobbing in Abhängigkeit von Faktoren wie Branche, Alter, Geschlecht oder Position unterschiedlich häufig auftreten kann, gilt offensichtlich: keine Branche, keine Betriebsgröße kann vor Mobbing sicher sein.

Bei der Bekämpfung und Vorbeugung von Mobbing sind Vorgesetzte von besonderer Bedeutung. Denn sie sind laut Mobbing-Report in 51 Prozent der erfassten Fälle alleine (38,2 Prozent) oder mit Kollegen/-innen (11,2 Prozent) am Mobbing beteiligt und damit die mit Abstand am häufigsten „mobbende Gruppe".

Fast zwei Drittel der „Gemobbten" berichten von einem allgemein schlechten Betriebsklima, 60,9 Prozent von der fehlenden Gesprächsbereitschaft der Vorgesetzten, 55 Prozent beklagten Unklarheiten bei der Arbeitsorganisation und den Zuständigkeiten, in der Hälfte aller Fälle wurden Entscheidungen getroffen, die die Mitarbeiter/-innen nicht nachvollziehen konnten.

Es gibt Beschäftigtengruppen, die ein höheres Risiko tragen, Mobbing ausgesetzt zu sein:

Frauen haben im Vergleich zu Männern ein um 75 Prozent höheres Mobbing-Risiko.

Die am stärksten betroffene Altersgruppe sind die unter 25-Jährigen mit 3,7 Prozent, gefolgt von den 55-Jährigen und älteren Mitarbeiter/-innen mit 2,9 Prozent.

Einem besonders hohen Mobbing-Risiko sind Beschäftigte in sozialen Berufen ausgesetzt, gefolgt vom Verkaufspersonal.

Nach den Aussagen der befragten Betroffenen waren in mehr als 50 % der Fälle die Führungskräfte an Mobbingprozessen beteiligt."

Quelle: https://www.arbeitskammer.de/publikationen/info-faltblaetter/gesundheits-und-arbeitsschutz/mobbing-und-psychosoziale-belastungen-am-arbeitsplatz.html

Ein schönes Wochenende und viele liebe Grüße sendet Euch Katrin
Gesundheits-und-Ernährungs-Trainer.de

17 Wichtige Kennzeichen einer gesunden Ernährung

„Wir alle möchten möglichst bis in die höheren Lebensjahre vital, aktiv und geistig beweglich bleiben.
Dazu können wir durch unsere Ernährungsweise selbst am meisten beitragen.
Einfach, vollwertig, lebendig und gesund.
Natürliche und vitalstoffreichere Lebensmittel
in der täglichen Küche wie zu Urgroßmutters Zeiten sind auch heute möglich. Dabei sollte die Entscheidung, für eine gesundere und natürlichere Ernährungsweise keine halbherzige Sache sein, oder wie eine Diät gesehen werden. Auch hat diese Entscheidung, die zweifellos Veränderungen erfordert,
hat keineswegs etwas mit Verzicht zu tun,
wie immer wieder argumentiert wird. Vielmehr ist eine bewusste Ernährungsumstellung, hin zu wieder ursprünglicheren, naturbelassenen, vollwertigen und vitalstoffreichen Lebensmitteln als Chance für
langfristig mehr Lebensqualität
zu sehen.

Der Tribut der für mehr Gesundheit und Lebensenergie zu zahlen ist, ist der etwas höhere Zeitaufwand in der Küche und mehr bewusstes Entscheiden welche Nahrungsmittel geeignet sind. Je naturbelassener die konsumierten Lebensmittel sind, umso natürlicher ist die Ernährung. Also möglichst keine künstlich konservierte, präparierte und hochgradig industriell verarbeitet Nahrung konsumieren. Schon der Ernährungsforscher Prof. Kollath (1892-1970) gab die Empfehlung
"Lasst die Nahrung so natürlich wie möglich."

17.1 Generell zu beachten

Je intensiver und konzentrierter die Eingriffe in das natürliche Gefüge eines ursprünglichen Lebensmittels sind, umso größer ist die Gefahr, dass Vitalstoffe dabei entfernt, zerstört, geschädigt oder verändert werden.
Aus einer dauerhaften Fehl- oder Mangelernährung entstehen dann die allseits bekannten ernährungsbedingten Zivilisationskrankheiten. Zum Beispiel Stoffwechselkrankheiten, Hauterkrankungen, Herz-Kreislauf-Erkrankung, Bluthochdruck, Übergewicht und in letzter Konsequenz, meist in Kombination mit anderen Ursachen auch Krebserkrankungen.

Bei der Auswahl der Zutaten für eine gesund erhaltende Ernährung sollte nicht nur auf Rückstandsfreiheit, sondern vor allem auch auf Vitalstoffreichtum geachtet werden. Vitalstoffe sind die Bausteine des Lebens sie sollten täglich in ausreichender Menge aufgenommen werden. Vitalstoffe sind Mineralstoffe, Spurenelemente, Vitamine, Enzyme, ungesättigte Fettsäuren und Ballaststoffe. Eine Vollwerternährung bedeutet nicht automatisch gesund zu essen, vielmehr kommt es auf die Inhaltsstoffe und die Natürlichkeit der Lebensmittel an. Die Sorge, bei einer empfohlenen, überwiegend pflanzlichen Kost den erforderlichen Eiweißbedarf nicht decken zu können, ist unbegründet. Nach dem heutigen Stand der Wissenschaft, benötigt der Mensch nicht unbedingt Tiereiweiß und vor allem nicht so viel wie man früher meinte. Pflanzliches Eiweiß ist bei geeigneten Rohstoffen (Hülsenfrüchte, Lupinen, Hanf) und in entsprechender Kombination, ist für die menschliche Ernährung ebenso gut geeignet wie tierisches Eiweiß. Es liefert ebenso alle essentiellen Aminosäuren (Eiweißbausteine) die unser Körper benötigt.

Tierische Nahrungsmittel, besondere solche die aus der heutigen

17.2 Massentierhaltung

stammen, bergen vielfältige Risiken für unsere Gesundheit. Bedauerlicherweise stammen heute über 90% des im Handel angebotenen Fleisches aus Massentierhaltung. Und Fisch kommt immer mehr aus fragwürdigen Aquakulturen und ist ebenso kritisch zu sehen. Im Gegensatz zu früher, als etwa Fleisch von Tieren aus Weidehaltung und mit Heufütterung noch einen ganz anderen ernährungsphysiologischen Charakter hatte.

17.3 Eine vitalstoffreiche Ernährung ist einfach

Ein nährstoffreiches Frühstück, das z.B. Hirse- und Haferflocken, Nüsse und Obst sowie Sojajoghurt und „Pflanzenmilch" enthält, ist eine hervorragende Grundlage für den Tag. Darin sind Kohlhydrate, Ballaststoffe und Eiweiße enthalten, aber ebenso Mineralien und Spurenelemente. Eiweiß und Kohlenhydrate möglichst bei allen Mahlzeiten kombinieren. Die Kombination aus hochwertigem Eiweiß und komplexen Kohlenhydraten sorgt für einen stabilen Blutzuckerspiegel.

Zum Würzen am besten frische oder getrocknete Kräuter, zum Salzen Meersalz oder ein natürliches Steinsalz wie etwa das Ursalz aus Pakistan verwenden. Süßen sollte man überhaupt sparsam. Zum süßen nimmt man als Alternative zu Haushaltszucker etwa süße Früchte, wie Datteln, Agavendicksaft. Auch Xylit, Kokosblütenzucker Stevia sind besser als raffinierter Rübenzucker. Alle Arten von künstlichen Konservierungsmitteln, künstliche Farb- oder Aromastoffe, Geschmacksverstärker und Fertignahrungsmittel mit allerlei funktionalen Zutaten sollten Sie grundsätzlich meiden.

17.4 Über den Tag verteilt Obst und Gemüse essen.

Obst und vor allem Gemüse versorgen den Körper mit Enzymen, Vitaminen, Mineralien, sekundären Pflanzenstoffen und Antioxidantien.
Je nach Jahreszeit und Gelegenheit fallen auch schonend, in Rohkostqualität hergestellte Trockenfrüchte oder Gemüse bzw. Kräuterpulver in diese Rubrik Lebensmittel.

17.5 Mehr fermentierte Lebensmittel konsumieren

In früherer Zeit hat man Gemüse und auch Früchte zur für die Winterzeit milchsauer fermentiert (eingemacht) um sie haltbar zu machen. Viele kennen diese Produkte noch aus Ihrer Kindheit. Unbewusst hat man damit Lebensmittel von ganz außergewöhnlichem gesundheitlichen Wert geschaffen. Heute werden milchsauer fermentierte Lebensmittel leider nur noch sehr selten konsumiert, obwohl sie zum gesündesten gehören, was man essen kann. Heute ist fast nur noch essigsauer Eingelegtes bekannt, welches bei weitem nicht denselben Wert hat wie milchsauer fermentierte Lebensmittel. Wer mehr lesen will über das Thema Milchsäure und das Potenzial welches in diesen Lebensmitteln steckt liest einen kleinen Buchauszug von Dr. Johannes Kuhl, der mit solchen Lebensmitteln überragende therapeutische Erfolge erzielt hat hier.

17.6 Gesunde (pflanzliche) Fette essen

Schlechte Fette meiden. Fette sind wichtig für einen guten Stoffwechsel. Außerdem ermöglichen sie die Aufnahme fettlöslicher Vitamine und sorgen für ein besseres Sättigungsgefühl. Möglichst OMEGA 3 reiche kaltgepresste pflanzliche Öle wie Leinsamen- oder Rapsöl, Nüsse, Avocados oder Samen wie etwa Chia verwenden.
Gesättigte Fette, z. B. aus tierischen Produkten möglichst sparsam verwenden, zum Erhitzen am besten Kokos- Oliven oder rotes Palmöl verwenden. Industriell gehärtete

Fette wenn möglich gänzlich meiden. Achtung auch vor Fertigbackwaren die oft besonders ungünstige Transfette enthalten.

Ebenso sollten Sie
vitalstoffarmes Weißmehl und daraus her gestellte Produkte meiden,
Vollkorn und Urgetreide bevorzugen. Vollkornnudeln statt Hartweizennudeln. Vollkornbrot auf Sauerteigbasis statt Industriebackwaren. Urgetreide wie Quinoa, Amaranth, Dinkel, Emmer oder Einkorn statt hochgezüchtetem Weizen.

Warum sich die Mehrzahl der Konsumenten ungesund ernähren, ist in Anbetracht der positiven Effekte und gegebener Möglichkeiten einer vitalstoffreicheren Ernährung schwer nachvollziehbar. Gesunde überwiegend pflanzliche Vollwertkost ist nicht teurer als andere Lebensmittel.

Nicht immer und nicht für jeden ist Milch ungesund. Für Menschenbabys ist Muttermilch extrem gesund. Kuhmilch ist für neugeborene Kälber wichtig. Kuhmilch ist also kein notwendiges und gesundes Nahrungsmittel für uns Menschen, sie bewirkt beim Menschen genau das Gegenteil. Trotz vieler wissenschaftliche Studien und Forschungsberichte, die sich mit den Inhaltsstoffen von Kuhmilch und deren Wirkungsweise auf unsere Gesundheit beschäftigen, ist ein Großteil der Menschen immer noch davon überzeugt, dass Milch gut und gesund ist. Aber Tiermilch ist nicht für den Menschen gemacht und schon gar nicht im Erwachsenenalter. In den Medien ist davon leider kaum etwas zu spüren, dazu ist das Interesse der Milchindustrie, das positive Bild der Milch auf unsere Gesundheit aufrecht zu erhalten, einfach zu groß.

Die Milch, die wir im Supermarkt vorfinden, hat nicht mehr viel mit der ursprünglichen Milch zu tun. Durch die heutige industrielle Verarbeitung wird die Milch durch zahlreiche Verarbeitungsstufen entgegen dem Gesetzt der Natur verändert. Zum Beispiel wird die Milch pasteurisiert, homogenisiert, teilentrahmt und/oder ultrahocherhitzt. Die Milch wird dann anschließend in Einzelverpackungen abgefüllt, verschweißt und landet bei uns im Supermarkt. Milch die man heute in den Supermärkten kaufen kann, ist eigentlich kein Lebensmittel, sondern fast eher ein Gesundheitsrisiko.

Kuhmilch enthält zwar relativ viel Calcium. Das Kuhmilch-Calcium kann vom Menschen jedoch nur schlecht verstoffwechselt werden. Es lagert sich dafür unerwünschter Weise im Bindegewebe, Arterien, Gelenken und im Gehirn ab. Dieser Vorgang wird im Volksmund auch Verkalkung genannt. Die besten Kalziumquellen für uns Menschen sind Gemüse. In allen grünen Pflanzen, Salate, Spinat, Mangold, Brokkoli, grüne Kohlarten, Wildpflanzen sowie in Nüssen und Samen, ist Calcium vorhanden. Genau diese Pflanzen sind die naturgemäße Calciumquellen für Menschen und nicht die Babynahrung eines Wiederkäuers.

Wer erkannt hat, dass erwachsene Menschen keine Säuglingsnahrung mehr brauchen, auch nicht die von der Kuh, kann sich endlich auf eine gesunde Ernährung konzentrieren, die voll und ganz einem erwachsenen Menschen entspricht. Ohne die Nachteile der industriell erzeugten und verarbeiteten Kuhmilch.

Getreide in der heute üblichen unnatürlichen und denaturierten Form und Menge ist nicht mehr gesund.
Unser Grundnahrungsmittel Nummer eins ist nun mal Getreide. Für die meisten Menschen ist es unvorstellbar, ein Leben ohne Brot, ohne Kuchen und ohne Nudeln

zu führen. Doch erst seit wenigen tausend Jahren gehört Getreide zur Ernährung des Menschen. Für den steinzeitlichen Speisezettel war das Urkorn am Anfang sicher eine Bereicherung. Als der Mensch dann aber sesshaft wurde, begann er Getreide zu züchten. Vom gesundheitlichen Standpunkt ausgesehen, war das anfangs sicherlich nicht weiter tragisch, Getreide war kein Grundnahrungsmittel. Es wurde ohne Verwendung von Chemikalien angebaut und nicht industriell verarbeitet. Man ließ das Getreidekorn keimen, zerstampften die Keimlinge mit frischen Kräutern zu einem Brei, formte aus dem entstandenen Teig Fladen und ließ sie in der Sonne trocknen. In Maßen genossen, waren diese bekömmlich und gesund. Außerdem waren die alten Getreidesorten (Urmut, Urweizen, Urkorn) reich an Mineralien und Vitaminen.

In letzter Zeit konzentrierte man sich bei der Getreidezucht hauptsächlich auf zwei Gesichtspunkte. Getreide sollte sich maschinell gut ernten lassen und den Anforderungen der Lebensmittelindustrie entsprechen. Daher ist ein hoher Eiweißgehalt (Kleber oder Gluten) besonders wichtig. Gluten klebt schön, Teige daraus halten gut zusammen und können einfacher verarbeitet werden.

Das heutige, am meisten genutzte Getreide, der Weizen, hat primär nur eine einzige Aufgabe, möglichst viele Menschen schnell und billig satt zu machen. Backwaren und Fertiggerichte aller Art werden aus diesem Mehl hergestellt. Besonders kritisch am heutigen Weizenmehl, ist der hohe Glutengehalt zu betrachten. Durchschnittlich leidet bereits jeder zweihundertsiebzigste Mensch der Weltweit an Glutenunverträglichkeit.

In den heute üblichen Mengen und in diesem Zustand gehört Getreide nicht zu einer gesunden Ernährung. Der Getreideverzehr trägt heute jedoch maßgeblich zur allgemeinen Verschlechterung des Gesundheitszustandes bei. Da aber Getreide deutlich weniger Vitalstoffe enthält als Gemüse und Salate, führt der Getreideverzehr zu früher Alterung und Entwicklung vieler chronischer Erkrankungen."

Quellen:
Topfruits.de
„Unsere Nahrung – unser Schicksal" von Dr. med. M. O. Brucker

Natürliches Bio-zertifiziertes Getreide (vor allem die alten Getreidesorten, die noch nicht von der Nahrungsmittelindustrie manipuliert worden sind) ist nach wie vor ein gesundes Lebensmittel, welches über Nacht in Flüssigkeit bei Zimmertemperatur eingeweicht oder gekeimt werden kann. Das über Nacht eingeweichte und/oder gekeimte Getreide bildet bei Zimmertemperatur das für uns so wichtige Vitamin B12.

Schon geringe Mengen des gekeimten Getreides und daraus hergestellte Brote, Müslis, Suppen, Bratlinge usw., können eine gesunde Ernährung durchaus erweitern und ergänzen. Dabei solltet Ihr Getreidesorten wählen, am besten aus biologischem Anbau, die nicht so stark, wie Weizen, überzüchtet worden sind, z. B. Dinkel, Emmer, Einkorn, Hirse, Buchweizen, Hafer oder auch Wildroggen. Ein gutes Beispiel für ein vollwertiges, vitalstoffreiches Müsli wäre z. B. der Frischkornbrei nach Dr. M. O. Bruker.

Wollt Ihr mehr wissen? Dann setzt Euch mit mir in Verbindung und wir vereinbaren einen Termin.

Bei der Umsetzung Eurer Ernährungsumstellung unterstütze ich Euch gerne mit Rat und Tat.

Dazu ist es nicht unbedingt notwendig, dass Ihr zu mir in die Praxis nach Bockhorn kommt. Möglich ist eine Unterstützung auch per Mail, am Telefon, am Handy oder über Skype.

Wenn Ihr Fragen habt, dann könnt Ihr Euch gerne mit mir per E-Mail in Verbindung setzen.

gesundheits_und_ernaehrungs_trainer@arcor.de

oder weitere Informationen über meine Homepage erfahren.

Ein schönes Wochenende und viele liebe Grüße sendet Euch Katrin

18 Kurkuma – die Königin der Gewürze

Kurkuma gehört zu den Kräutern und gilt als die Königin der Gewürze. Sie ist eine der bekanntesten Zutat von Curry und verleiht dem Curry seine typisch gelbe Farbe. Kurkuma enthält wertvolle Nährstoffe und ist reich an antiviralen, antibakteriellen, Pilz bekämpfenden und entzündungshemmenden Eigenschaften. Sie enthält auch das hoch antioxidative Curcumin, welches eine ähnliche schmerzlindernde Wirkung wie verschiedene Medikamente hat.

18.1 Was ist Kurkuma?

Die Kurkuma ist der unterirdische Wurzelstock (oder auch Rhizom genannt) einer mehrjährigen Pflanze. Sie gehört zur Ingwer-Familie und wird im tropischen Asien, Indien und China angebaut und erreicht eine Höhe von 0,9 bis 1,5 m. Die Kurkumapflanze trägt große, längliche Blätter und eine gelbe trichterförmige Blüte.

Das Rhizom (Wurzelstock) wird von einer rauen, Haut ummantelt ähnlich wie die Ingwerwurzel. Das Innere leuchtet in einer tief orangefarbenen oder rötlich braunen Farbe. Das Rhizom erreicht eine Größe von etwa 2,5 bis 7 cm und einen Durchmesser von 2,5 cm. Kleinere Knollen zweigen von dem Rhizom ab, sodass sich ein gesamter Wurzelstock bildet. Beim Gebrauch in der Küche ist es daher empfehlenswert, zum Schälen der Wurzel Gummihandschuhe zu tragen, da die Wurzeln stak färben.

Die Kurkuma Wurzel hat einen pfeffrig, warm bitteren Geschmack und einen milden Duft, welcher an Ingwer erinnert. Sie ist als Nahrungsmittel sehr beliebt und gesund. Die Textilindustrie nutzt die Kurkumawurzel auch als Färbemittel.

18.2 Ist Kurkuma gesund?

Seit der Antike wird die Kurkumawurzel wegen ihrer entzündungshemmenden, schmerzlindernden und antimikrobiellen Wirkung geschätzt. Sie wird auch in der Behandlung von Blähungen und Leberproblemen, wie Gelbsucht und Hepatitis eingesetzt.

Der Hauptwirkstoff in Kurkuma ist das antioxidative Curcumin. Es wirkt entzündungshemmend und schmerzlindernd. Curcumin soll genauso wirksam sein wie Schmerzmittel. Allerdings wirkt Kurkuma ohne die Nebenwirkungen von Schmerzmitteln.

Ausserdem wirkt Kurkuma auch gegen Alzheimer, Arthritis, Appetitlosigkeit, Behandlung von Lungenentzündungen, Blähungen, Bronchitis, Durchfall, Depressionen, Erkältungen, Fieber, Fibromyalgie, Erkrankungen der Gallenblase, Kopfschmerzen, Magenschmerzen, Menstruationsbeschwerden, Nierenbeschwerden, Sodbrennen, Wassereinlagerungen und Würmer.

Kurkuma direkt auf die Haut aufgetragen, unterstützt den Heilungsprozess entzündlicher Hautprobleme, Schuppenflechte und Blutergüsse. Sie lindert Schmerzen im Inneren des Mundes und infizierte Wunden.

18.3 Kurkuma Inhaltsstoffe

Kurkuma beinhaltet eine komplexe Nährstoffdichte liefert:
wichtige Proteine
verdauungsfördernde Ballaststoffe

Vitamin wie:
Cholin
Niacin
Riboflavin
Vitamin B6
Vitamin C
Vitamin E
Vitamin K

Mineralstoffe wie:
Calcium
Eisen
Kalium
Kupfer
Magnesium
Mangan
Natrium
Zink

Ätherische Öle wie:
Curlone
Curumene
Cineol
p-Cymol

Curcumin, ist eines der stärksten Oxidantien. Das Curcumin neutralisiert mit seiner chemischen Struktur die freien Radikale und steigert gleichzeitig die antioxidative Aktivität der körpereigenen Enzyme. Das Curcumin wirkt somit in zweifacher Weise und bekommt zusätzlich Unterstützung von den antioxidativ wirkenden Vitaminen C und E.

Diese antioxidative Kombination benötigt der menschliche Körper für eine optimale Gesundheit und ein aktives Immunsystem. Antioxidantien sind sehr wichtig, um schädliche freie Radikale zu neutralisieren und die Zeichen des Alterungsprozesses zu verlangsamen. Freie Radikale reagieren mit wichtigen organischen Substanzen, wie Fettsäuren, Proteine und der DNA. Sie schädigen diese, verursachen Krankheiten und beschleunigen den Alterungsprozess.

18.4 Kurkuma Wirkung
Kurkuma schützt vor Alzheimer
Kurkuma gegen Arthritis
Kurkuma gegen Colitis Ulcerosa und Morbus Chron
Kurkuma gegen Entzündungen
Kurkuma hilft bei Depressionen
Kurkuma unterstützt die Verstoffwechselung von Fett in der Galle
Kurkuma gegen Herz-Kreislauf-Erkrankungen
Kurkuma unterstützt den Heilungsprozess von Wunden
Kurkuma für ein ideales Körpergewicht
Kurkuma unterstützt die Entgiftung der Leber
Kurkuma wirkt unterstüzend bei Mukoviszidose

18.5 Kurkuma Nebenwirkungen

Wenn die täglich empfohlene Dosierung beachtet wird, gilt der Verzehr von Kurkuma und Curcumin als sicher. Wird Kurkuma über eine längere Zeit in großen Dosen konsumiert, können als Folge Magenverstimmungen entstehen.

18.6 Vorsichtsmaßnahmen

Bei Schwangerschaft, Magenproblemen, Gallensteinen, Diabetes und der Einnahme von Medikamenten, die die Blutgerinnung verlangsamen, sollte vor dem Kurkumaverzehr Rücksprache mit einem erfahrenen Arzt gehalten werden.

18.7 Kurkuma Dosierung

Mit 1 Teelöffel Kurkuma Pulver pro Tag könnt Ihr startet und bei Bedarf könnt Ihr die Dosierung langsam steigern. Wenn Ihr aber die Kurkumagewürzmischung (siehe unten) verwendet, dann kommt Ihr selten über eine Menge von 1 Teelöffel. Damit könnt Ihr nichts verkehrt machen und tut Eurer Gesundheit etwas sehr Gutes!

Hinweis: Für eine individuelle Dosierung sollte ein Arzt zurate gezogen werden. Eine Überdosierung kann zu unangenehmen Nebenwirkungen und Magenverstimmungen führen.

18.8 Kurkuma Produkte

Kurkumawurzel gibt es frisch und getrocknet. Als Pulver und in Tablettenform. Vorzugsweise sollten Ihr aber die frischen oder die getrockneten ganzen Wurzeln verwenden. Achtet bitte auf bio-zertifizierte Ware.

18.9 Kurkuma Lagerung

Kurkuma Produkte sollten in einem dicht verschlossenen Behälter an einem kühlen, dunklen und trockenen Ort aufbewahrt werden. Die frische Kurkumawurzel sollte im Kühlschrank kühl gelagert werden.

18.10 Kurkuma Anwendung

Die Kurkuma ist Bestandteil verschiedener Curry Gewürzmischungen und Senf. Sie ist vor allem in der indischen und indonesischen Küche sehr beliebt.

Kurkuma verbessert den Geschmack vieler Lebensmittel, wozu Kartoffeln, Reis, Linsen und Gemüse gehören. Kurkuma verleiht den Gerichten eine tief gelborangefarbene Farbe und besitzt einen pfeffrig, warmen, bitteren Geschmack.

18.11 Tipps für die Kurkuma Anwendung:

Kurkumawurzel über Nacht in warmem Wasser einweichen, dann werden sie schön weich und man kann sie auf der Küchenreibe sehr gut zerkleinern.

18.12 Super leckere und super gesunde Gewürzmischung:

50gr. Kurkumawurzel, 50gr. Ingwerwurzel, 50gr. Chilischoten, 50gr. Pfeffer und 50gr. Knoblauch: Alles zusammen zerkleinern und mit Sojasosse und meinem Ghee-Kokos-Rote Palmölmischung mischen und Euren Gerichten, wo immer es passt, nach Geschmack und am Ende des Kochvorganges, hinzugeben! Die hier angegebenen 50gr. Mengen habe ich komplett zerkleinert und gemischt mit Sojasosse und meiner Ghee-Kokos-Rotes Palmölmischung. Dann habe ich alles zusammen in ein Schraubglas abgefüllt und in den Kühlschank gestellt. Dort hält es sich einige Tage.

18.13 Rezeptideen

1kg Rindermett in einem Esslöffel Ghee-Kokos-Rotes Palmölmischung anbraten. Tomatenmark und 500gr. frische Tomaten dazugeben und alles zusammen 15 Min. köcheln lassen. Zum Schluss des Kochvorganges 1Eßl. meiner gesunden Gewürz-mischung dazugeben und 5 Min. ziehen lassen. Fertig ist eine leckere Bolognesesosse. Dazu Nudeln, Reis oder Kartoffeln. Ihr könnt dieses Gericht natür-lich auch als Eintopf ohne Beilagen essen. Probiert es mal aus, ich habe dieses Re-zept gerade gekocht und muss sagen -einfach lecker-!!!!!

18.14 Mein Kurkumagewürz passt ausserdem zu folgenden Gerichten:

Reis mit Rosinen und Cashew-Kerne vermischen und mit der Kurkumagewürzmi-schung würzen.
Kurkumagewürzmischung auf Blumenkohl, Bohnen und Zwiebel geben.
Kurkumagewürzmischung mit Zwiebeln, Salz und Olivenöl zu einem Dip vermischen.
Rohen Blumenkohl, Sellerie und Paprika in der Kurkumagewürzmischung wälzen und als Snack genießen.
Kurkumagewürzmischung im Salatdressing verwenden
Kurkumagewürzmischung in Hülsenfrüchtegerichten verwenden
Kurkumagewürzmischung in eine Bolognesesosse
Kurkuma könnt Ihr auch für Tee verwenden. Dazu 4 Tassen Wasser zum Kochen bringen, einen Teelöffel gemahlenen Kurkuma hinzufügen und ca. 10 Minuten kö-cheln lassen und dann absieben. Mit Agavensirup, Ahornsirup, Stevia oder Honig süssen.

Wollt Ihr mehr wissen? Dann setzt Euch mit mir in Verbindung und wir vereinbaren einen Termin.
Bei der Umsetzung Eurer Ernährungsumstellung unterstütze ich Euch gerne mit Rat und Tat.
Dazu ist es nicht unbedingt notwendig, dass Ihr zu mir in die Praxis nach Bockhorn kommt. Möglich ist eine Unterstützung auch per Mail, am Telefon, am Handy oder über Skype.
Wenn Ihr Fragen habt, dann könnt Ihr Euch gerne mit mir per E-Mail in Verbindung setzen.
gesundheits_und_ernaehrungs_trainer@arcor.de
oder weitere Informationen über meine Homepage erfahren.

Ein schönes Wochenende und viele liebe Grüße sendet Euch Katrin

19 Die Gemmotherapie

19.1 Was ist Gemmotherapie?

Die Gemmotherapie ist ein relativ junger Zweig der Phytotherapie (Pflanzenheilkunde).

Die Gemmotherapie ist eine besonders sanfte, erfolgreiche und durch Forschungsergebnisse belegte Form der pflanzlichen bzw. homöopathischen Behandlung körperlicher und seelischer Erkrankungen.

Der belgische Arzt Dr. Pol Henry (1918 bis 1988) entwickelte die Gemmotherapie (Knospen- oder Gemmotherapie (vom lateinischen Wort Gemma für Knospe) in den 50er Jahren. Die Frischzellenkur mit Zellpräparaten von Tieren ist analog zu sehen zur Gemmotherapie.

Dr. Pol Henry untersuchte und forschte, nach Inhaltsstoffen in den Knospen von bestimmten Pflanzen. Dabei entdeckte er eine beachtliche Konzentration an Vitalstoffen, die die Pflanze braucht, um sich zu entwickeln. Er entdeckte neben den Vitalstoffen auch spezielle Enzyme, pflanzliche Eiweiße und Wachstumshormone.

Er stellte fest, dass die Stoffe aus der Knospe einer Pflanze, im menschlichen Körper stimulierende, regenerierende und heilende Wirkungen hervorrufen können, die häufig die Linderung und sogar Heilung von zum Teil chronischen Beschwerden zur Folge haben können. Dieser Effekt wird erzielt ohne jegliche Nebenwirkungen.

Es gibt mittlerweile in Deutschland zugelassene Gemmotherapeutika, die mit einer PZN – Nummer versehen sind. Daher seid vorsichtig bei Nachahmer-Produkten. Selbst wenn die Nachahmerprodukte preiswerter sind, solltet Ihr bei den zugelassenen Gemmotherapeutika bleiben. Da habt Ihr die Gewissheit, dass die Inhaltstoffe den Forschungsergebnissen und nach Originalrezeptur von Dr. Pol Henry entsprechend eingehalten werden.

Bitte die Gebrauchsanweisungen der Gemmotherapeutika lesen. Die Gemmotherapie gehört zu den Nahrungsergänzungsmitteln. Bitte immer daran denken, dass Nahrungsergänzungsmittel eine vollwertige, regionale und frische Ernährung nicht ersetzen kann.

19.2 Was sind Gemmo-Extrakte?

Gemmo-Extrakte sind eine besondere Art von Pflanzenextrakten, die aus den jungen Teilen der Pflanze, wie Sprossen, Knospen und Wurzelfasern gewonnen werden – zu einem Zeitpunkt an dem sich die Pflanze im Stadium des Wachstums befindet. In diesem Stadium sind die jungen Pflanzenteile voller teilungsfähig Bildungsgewebe, welches die Wachstumsfunktion unterstützt und optimiert. Der Pflanzenextrakt wird mithilfe standardisierter Methoden durch Kaltextraktion mit Ethanol, Glycerol und Wasser hergestellt.

19.3 Gemmotherapie – Kosten und Anwendung der Knospen-Kur

Gemmo-Extrakte werden mit Wasser gemischt und dann zweimal täglich eingenommen. Mischt dabei zwei Milliliter Gemmo-Extrakt mit 200 Milliliter Wasser. Manche Gemmo-Extrakte werden auch als Sprühstoß in den Mund angewendet. Dann werden die Wirkstoffe über die Mundschleimhaut aufgenommen.

Es lassen sich je nach Beschwerden, auch bis zu drei Extrakte miteinander mischen. Vor allem bei chronischen Erkrankungen können die Gemmo-Extrakte auch als Kur bis zu zwölf Wochen eingenommen werden.
Gemmo-Extrakte enthalten etwa 18 bis 33 Volumenprozent Alkohol, aber keine Farbstoffe oder sonstige Konservierungsmittel. Die Gemmo-Tropfen und -Sprays gibt es in Apotheken, sie kosten jeweils zwischen 14,00 und 20,00 Euro.

19.4 Pflanzen für Gemmo-Extrakte

Es gibt 20 Pflanzen, die erforscht und auf dem Markt sind. Diese 20 Pflanzen stelle ich Euch hier kurz vor:

Edeltanne
PZN: 9762728
Wirkung: bei Schnupfen, Husten und Nasennebenhöhlenentzündung

Eiche
PZN: 9762556
Wirkung: bei Schwäche und Erschöpfung

Esche
PZN: 9762697
Wirkung: bei Nierenschwäche und zur Unterstützung bei einer Entgiftung

Esskastanie
PZN: 9762711
Wirkung: Regt den Lymphfluss an und entgiftet

Feigenbaum
PZN: 9762579
Wirkung: Zur Entspannung und Beruhigung und wirkt ausserdem gegen Stress

Haselnussbaum
PZN: 9762562
Wirkung: Kräftigt Lunge und Leber und ist sinnvoll bei chronischen Atemwegserkrankungen

Heckenrose
PZN: 9762533
Wirkung: Gegen Entzündungen und stärkt das Immunsystem

Heidelbeere
PZN 9762645
Wirkung: Hilft bei Harnwegsinfekte wie z.B.: einer Blasenentzündung und kann unterstützend bei Diabetes eingenommen werden.

Himbeere
PZN 9762639
Wirkung: Unterstützt bei Menstruationsbeschwerden

Mammutbaum

PZN 9762616
Wirkung: Gegen Erschöpfung, Burnout und Depressionen

Olivenbaum
PZN: 9762591
Wirkung: Unterstützt den Körper bei Bluthochdruck und zu hohem Cholesterinspiegel

Preiselbeere
PZN: 9762622
Wirkung: Stärkt die Knochen bei Osteoporose und hat sich bewährt bei Wechseljahresbeschwerden

Rosmarin
PZN: 9762680
Wirkung: Unterstützt die Leber und die Galle bei ihrer Arbeit

Schwarze Johannisbeere
PZN: 9762510
Wirkung: Gegen Hautkrankheiten und Allergien

Silberbirke
PZN: 9762674
Wirkung: Zur Entgiftung, bei Arthrose und Rheuma

Silberlinde
PZN: 9762585
Wirkung: Beruhigend bei Nervosität und Unruhe

Wacholder
PZN: 9762651
Wirkung: Stärkt die Leber und die Nieren

Walnussbaum
PZN: 9762527
Wirkung: Gegen Akne und unterstützt die Bauchspeicheldrüse

Weinrebe
PZN: 9762668
Wirkung: hilft bei chronischen Entzündungen

Wolliger Schneeball
PZN: 9762705
Wirkung: Stärkt die Lunge und die Bronchien

Wollt Ihr mehr wissen? Dann setzt Euch mit mir in Verbindung und wir vereinbaren einen Termin.
Bei der Umsetzung Eurer Ernährungsumstellung unterstütze ich Euch gerne mit Rat und Tat.
Dazu ist es nicht unbedingt notwendig, dass Ihr zu mir in die Praxis nach Bockhorn kommt. Möglich ist eine Unterstützung auch per Mail, am Telefon, am Handy oder über Skype.

Wenn Ihr Fragen habt, dann könnt Ihr Euch gerne mit mir per E-Mail in Verbindung setzen.
gesundheits_und_ernaehrungs_trainer@arcor.de
oder weitere Informationen über meine Homepage erfahren.

Ein schönes Restwochenende und viele liebe Grüße sendet Euch Katrin

20 Koriander, das heilende Ausnahmekraut

Koriander gehört zur Familie der Petersiliengewächse und wird vor allem in der süd-amerikanischen, mediterranen und arabischen Küche verwendet. Es gibt aber noch etwas, was das Kraut sehr gut kann:

Koriander ist ein Ausnahmekraut: Es kann Quecksilber aus dem Gehirn schaffen. Nicht nur Zahnärzte und Amalgam-Patienten kommen mit dem giftigen Stoff in Be-rührung.
Dabei mobilisiert Koriander das Gift sehr gut, berichtet „Zentrum der Gesundheit".
Damit es dann nicht rastlos im Körper zirkuliert, sondern den Ausgang findet, helfen Chlorella-Algen und bentonithaltige Heilerde beim Ausleiten.

Quecksilberdämpfe sind für den Laien mengenmässig schwer erfassbar, doch höchst giftig. Sie können zu Husten, Atemnot und schwersten Entzündungen von Bronchien und Lunge führen. Wer anorganische Quecksilbersalze zu sich genommen hat, be-merkt dies leicht am Metallgeschmack und vermehrten Speichelfluss. Im weiteren Verlauf kommt es zu Verätzungen des gesamten Magen-Darm-Traktes mit Erbre-chen und Durchfällen. Ferner kommt es zu akutem Nierenversagen.

20.1 Quecksilber ist Gift fürs Gehirn

Alle Metalle sind Neurotoxine. Das heisst, sie schädigen in ihrer Wirkung primär das Nervensystem. Dadurch können folgende Effekte auftreten: Angst, Irritierbarkeit, Nervosität, Ruhelosigkeit, emotionale Unstabilität, Verlust von Selbstvertrauen, Schüchternheit, Scham, Verlust des Erinnerungsvermögens, Schlafprobleme und Depressionen. Auch Alzheimer entsteht unter anderem durch die erhöhte Schwerme-tall-Belastung im Gehirn.

Das Problematische daran: Nach der Resorption über die Lunge wird das elementare Quecksilber in den Erythrozyten, in der Leber und vor allem im Gehirn rasch zu an-organischen Quecksilberverbindungen oxidiert. Diese $Hg2+$-Ionen können die Blut-Hirn-Schranke und die Plazentabarriere kaum noch passieren. Klingt so, als würde man das Zeug nie wieder loswerden. Das berichtet „Allum.de".

20.2 Koriander befreit Ihr Gehirn von Quecksilber

Die gute Nachricht: Es ist ein Kraut gewachsen, das diese Blut-Hirn-Schranke durch-brechen und das Koriander wieder auf freien Fuss setzen kann. Experten gehen da-von aus, dass lediglich Koriander dazu in der Lage, die Blut-Hirn-Schranke in ausrei-chendem Maße zu passieren. Im Bereich der Schwermetallausleitung wird Koriander daher seit einiger Zeit eingesetzt, um Quecksilber im Körper, insbesondere im Ge-hirn, zu lösen.

Da Koriander das Quecksilber in grossen Mengen mobilisiert, ist anzuraten, sich bei der Ausleitung professionell begleiten zu lassen. Damit das Quecksilber nicht nur seinen Platz im Körper wechselt, sondern auch den Weg nach draußen findet, emp-fiehlt es sich, parallel zu Koriander Chlorella-Algen einzunehmen. Chlorella-Algen oder aber Heilerde (Bentonit) und Bärlauch helfen, das im Körper kursierende Quecksilber zu binden und auszuleiten. Dazu könnt Ih Euren Arzt oder Heilpraktiker zu Rate ziehen.

20.3 Bitte geht gezielt vor!

Auch nach der Entfernung der Plomben befindet sich reichlich Quecksilber im Bindegewebe und muss dort erst gelöst werden. Dazu beginnt man laut „Naturheilkundelexikon.eu" mit 2 bis 4 Chlorellatabletten täglich und erhöht langsam bis zur Verträglichkeitsdosis. Das heißt: Wenn die Alge zu viel Schwermetalle mobilisiert, können Schwindel, Übelkeit, Sodbrennen, Durchfall, Kopfschmerzen, Müdigkeit, grippeartige Beschwerden, Blähungen, depressive Verstimmungen usw. auftreten. So dosiert man 1 Woche lang, am besten verteilt auf 2 bis 3 Portionen am Tag, die man bevorzugt zum Essen oder 30 Minuten vor einer Mahlzeit nimmt, zusammen mit viel Wasser.

Nach einer Woche sollte man die Chlorella-Dosis auf das 10-fache der anfänglichen Verträglichkeitsdosis erhöhen: Für ein bis zwei Tage beibehalten. Wochenenden sind hier günstige Zeitpunkte. Während der ganzen Zeit werden außerdem täglich 30 bis 50 Tropfen Bärlauchtinktur eingenommen. Danach fängt man wieder mit der ursprünglichen Verträglichkeitsdosis an.

Diese Kur mit wechselnder Dosierung hat sich bewährt, weil damit bei geringeren Nebenwirkungen genügend Quecksilber ausgeschieden werden kann. Wieso muss zuerst das Bindegewebe entgiftet werden?

20.4 Bitte beachten!

Korianderkraut darf erst gegeben werden, wenn das Bindegewebe frei von Quecksilber ist. Es wirkt nur frisches Korianderkraut oder eine Tinktur aus der frischen Pflanze, kein getrocknetes Kraut und kein Koriandersamen. Der Wirkstoff ist ein fettlöslicher Aromastoff, der die Blut-Hirn-Schranke überwindet und im Gehirn die Ionenkanälchen in den Nervenzellmembranen öffnet, so dass jetzt das in der Zelle gebundene Quecksilber nach außen transportiert werden kann. Das funktioniert jedoch nur, wenn mehr von dem Schwermetall im Innern als außerhalb der Zelle ist. Daher muss vorher das Bindegewebe mit Chlorella und Bärlauch entgiftet werden, bevor das Korianderkraut gegeben werden darf.
Koriander ist hochwirksam und kann in kurzer Zeit sehr viel Quecksilber in das Bindegewebe verschieben. Deshalb kann es bei Überdosierung zu Vergiftungserscheinungen kommen. Es darf nie allein, sondern stets nur zusammen mit Bärlauch und Chlorella gegeben werden, damit das aus den Zellen frei gewordene Quecksilber im Bindegewebe auch „abgeholt" und ausgeschieden werden kann.

Koriander kann man täglich essen, wenn keine hochgradige Quecksilberansammlung im Körper vorhanden ist.
Ist man nicht hochgradig quecksilberbelastet und möchte lediglich die alltägliche Schwermetallbelastung loswerden, kann Koriander im Salat, als Tee oder als Suppenkraut dabei wunderbar behilflich sein. Die heilkräftige Pflanze schmeckt leicht süßlich und hat einen ganz spezifischen Geschmack. Sie harmoniert gut mit Avocados und Roter Bete. Koriander könnt Ihr auch gut in einem Quarkdip verarbeiten.

Wollt Ihr mehr wissen? Dann setzt Euch mit mir in Verbindung und wir vereinbaren einen Termin.
Bei der Umsetzung Eurer Ernährungsumstellung unterstütze ich Euch gerne mit Rat und Tat.

Dazu ist es nicht unbedingt notwendig, dass Ihr zu mir in die Praxis nach Bockhorn kommt. Möglich ist eine Unterstützung auch per Mail, am Telefon, am Handy oder über Skype.

Wenn Ihr Fragen habt, dann könnt Ihr Euch gerne mit mir per E-Mail in Verbindung setzen.

gesundheits_und_ernaehrungs_trainer@arcor.de

oder weitere Informationen über meine Homepage erfahren.

Ein schönes Wochenende und viele liebe Grüße sendet Euch Katrin

21 Meine Fortbildungserfolge im Mai 2016

Hallo Ihr Lieben!

Im Mai 2016 habe ich zwei Fortbildungen erfolgreich abgeschlossen!

Am 02. Mai 2016 habe ich mein Diploma in Ernährungskunde erfolgreich abgeschlossen!

Diploma in Ernährung

Am 10. Mai 2016 habe ich meine Prüfung zur Vitamin D Beraterin IVD im Institut VitaminDelta bestanden!

Vitamin-D-Beraterin IVD

Damit bin ich jetzt zertifizierte Gesundheitsberaterin, Walking-Begleiterin, Ernährungsberaterin und Vitamin-D-Beraterin IVD und stehe Euch mit meinem Wissen und meinen bisherigen sowie langjährigen Erfahrungen gerne zur Verfügung!

Meine Vita

Wollt Ihr mehr wissen? Dann setzt Euch mit mir in Verbindung und wir vereinbaren einen Termin.
Bei der Umsetzung Eurer Ernährungsumstellung unterstütze ich Euch gerne mit Rat und Tat.
Dazu ist es nicht unbedingt notwendig, dass Ihr zu mir in die Praxis nach Bockhorn kommt. Möglich ist eine Unterstützung auch per Mail, am Telefon, am Handy oder über Skype.
Wenn Ihr Fragen habt, dann könnt Ihr Euch gerne mit mir per E-Mail in Verbindung setzen.
gesundheits_und_ernaehrungs_trainer@arcor.de
oder weitere Informationen über meine Homepage erfahren.

Viele liebe und sonnige Grüße sendet Euch Katrin

22 Wichtige Informationen zum Thema Getreide mit Tipps, Tricks und Rezepten

Zurzeit gibt es wieder einmal Diskussionen darüber, ob Getreide gesund ist oder nicht. Also habe ich mich wieder mal auf den Weg gemacht, um über die Gesundheit von Getreide zu recherchieren. Hier meine Zusammenfassung:

Unser Getreide, besonders der Weizen, haben sich in den letzten Jahren stark verändert. Diese Veränderung wurde ausgelöst durch die immer neuen Züchtungen von Getreide. Mit unserem Urgetreide hat das heutige Getreide nicht mehr viel gemein. Die Chemiekeule macht es möglich! Um einen möglichst hohen Ertrag zu erzielen, bleibt die Qualität auf der Strecke! Quantität statt Qualität! Da ist es nicht verwunderlich, wenn wir Menschen durch chemisch verändertes Getreide krank werden.

In meiner Jugend gab es noch Getreidefelder, in dem sich die blauen Kornblumen, der rote Klatschmohn und die weißen Margeriten wohl gefühlt haben. Die Getreidefelder leuchteten in der Sonne und die Ähren standen hoch. Damals war das Getreide auf dem Feld viel höher, als es heute der Fall ist. Wildblumen gibt es heute kaum noch auf den Feldern, eventuell können wir Wildblumen am Rand eines Feldes bestaunen.

22.1 Agglutininen

Die schädliche Wirkung von Agglutininen beruht darauf, dass sich Agglutinin wie andere Lektine, wie z.B.: Glykoproteine und Glykolipide an die Zellmembranen anhaften. Dies verändert die Zellfunktion. Agglutinine vermitteln dem Getreidekorn eine erhöhte Resistenz gegenüber Insektenfraß, Bakterien und Schimmelbefall. Im Sinne einer höheren Resistenz wird bei der Züchtung neuer Getreidesorten ein hoher Gehalt an Agglutininen angestrebt. Die Datenbank PubMed listet zu „wheat germ agglutinin" 7722 wissenschaftliche Veröffentlichungen auf, über Lektine gibt es 6315 Publikationen (Stand Mai 2016)

Daher solltet Ihr unbedingt auf Bio-Getreide setzen und Euch nicht mit dem von der Industrie mit Pestiziden verseuchten Getreide abgeben, welches unseren Markt überschwemmt.

Durch das Einweichen des gemahlenen Getreides, beginnt das Getreideschrot an zu Keimen, was die eventuell vorhandenen Schadstoffe im Bio-Getreide stark reduziert. Bei Zimmertemperatur sollte das Getreide über 24 Stunden eingeweicht werden.

Ganze Getreidekörner könnt Ihr auch in Wasser einlegen und zum Keimen bringen. Dann erhaltet Ihr Sprossen oder sogar Gras.

Ganze gekeimte Getreidekörner verändern durch das Keimen Ihre Zellstruktur komplett und werden dadurch zu frischem und gesunden Gemüse!

Dies geht aber nur mit nicht behandeltem Getreide, während des Wachstums.

Gekeimtes Getreide kann auch getrocknet werden (jetzt im Sommer in der Sonne auf einem Küchentuch) und dann gemahlen werden um ein Brot zu Backen. Das Trocknen des Getreides mache ich sehr gerne in meinem Dörrgerät von Sedona.

Daher noch einmal mein Appell an Euch, gebt bitte einen Euro mehr aus und kauft Bio-Getreide!
Rezepte:

22.2 Getreide

Ihr könnt von 2 Esslöffel Getreide Sprossen bzw. Keimlinge ziehen, oder nehmt gleich eine größere Menge Getreide. Jedes Getreide kann zum Keimen gebracht werden.

Grundvoraussetzung ist allerdings, dass das Getreide chemisch nicht vorbehandelt worden ist! Beim Keimen könnt Ihr sehr gut die Bio-Qualität des Getreides erkennen.

Ich nehme gerne Rotweizen, davon gleich 500 Gramm. Aus den fertigen Keimen mache ich mir gerne einen leckeren Salat z.B.: mit Frühlingszwiebeln.

Oder ich nutze das gekeimte Getreide und stelle damit mein Essener Brot her.

Die Keimzeit beträgt ungefähr drei bis fünf Tage.

Nach der Keimzeit haben die Getreide-Sprossen folgende Inhaltsstoffe entwickelt:

Einen hohen Gehalt an Vitamin B, reichlich Vitamin A, C, und E, sowie Kalzium, Kalium, Magnesium, Phosphor, Eisen und Zink.

Dinkel-Sprossen:

Kurbeln außerdem den Stoffwechsel an.

Gersten-Sprossen:

Haben einen süßen Geschmack.

Hafer-Sprossen:

Liefern auch noch Folsäure.

Roggen-Sprossen:

Liefern auch noch Rutin, welches die Gefäße unterstützt.

Weizen-Sprossen:

Der Gehalt an B-Vitaminen und Vitamin E steigt in der Keimzeit um das sechs- und achtfache gegenüber dem nicht gekeimten Weizen an.

22.3 Essener Brot

1 kg Getreide einweichen und zum Keimen bringen.

Das gekeimte Getreide trocknen lassen. Dazu nutze ich mein Dörrgerät von Sedona. Das Getreide wird bei 38 Grad C über Nacht getrocknet. Dann mahle ich das getrocknete Getreide und gebe Salz und Gewürze dazu. Mit ein wenig Wasser stelle ich anschließend einen Getreidebrei her. Diesen Getreidebrei streiche ich so dünn wie möglich auf ein Backblech oder auf die Etageren des Sedona Dörrgerätes aus. Über Nacht wird der Getreidebrei noch einmal bei 38 Grad C getrocknet. Und schon ist das Essener Brot fertig.

22.4 Mein leckeres, gesundes und einfaches Brot

Zutaten:

1 kg Getreide, ich habe genommen: 500 gr. Urweizen (Bioqualität) und 500 gr. Pseudogetreide

3 Limetten oder Zitronen

1 Würfel frische Hefe

2 TL Meersalz

2 EL Agavendicksaft, Honig oder Ahornsirup

Brotgewürz

Mohn, Sesam und Sonnenblumenkerne zu Bestreuen

Zubereitung:

Das Getreide fein vermahlen, mit 700 ml Flüssigkeit (Wasser und Limetten oder Zitronen) mischen und zugedeckt bei Raumtemperatur 24 Stunden stehen lassen.

Die Hefe mit wenig lauwarmen Wasser und Deinem Süßungsmittel vermischen und in den Teig geben. Salz und Gewürze dazu und noch einmal mit der Knetmaschine oder den Händen durchkneten. Dann könnt Ihr den Teig in einer großen oder zwei kleinen Kastenform geben. Eine Stunde gehen lassen und dann bei 180 Grad in den Umluftbackofen geben (habt Ihr keinen Umluftbackofen, dann erhöht bitte die Temperatur auf 200 Grad). Nach 45 – 60 Minuten ist das Brot fertig. Nach 45 Minuten mache ich immer eine Klopfprobe, wenn ich oben auf das Brot klopfe und es sich hohl anhört, dann ist das Brot fertig.

Dieses Brot belege ich mir mit: 1/2 Avocado (statt Butter oder Margarine) darauf Tomaten, Basilikum und Mozzarella. Schmeckt unglaublich frisch und lecker!

Chrunchy zum Knabbern und für ein Müsli selber machen, ohne Zusatzstoffe!

250 gr. Getreide (Bioqualität) und 250 gr. Pseudogetreide (gepoppt)

Das Getreide im Ganzen 24 Stunden in 3 Limetten oder Zitronen und Wasser einweichen.

500 gr. Samen- und Nussmischung (Sesam-Leinsamen, Kürbiskerne, Sonnenblumenkerne, Mandeln, Haselnüsse, Walnüsse, Kokosflocken usw.) einfach nach Lust und Laune
Die Samen-Nussmischung könnt Ihr auch einweichen, das mache ich aber nie, die Samen-Nussmischung bleibt dann knackiger.

250 gr. Agavendicksaft, Honig oder Ahornsirup
200 gr. Kokosöl und/oder Ghee
Vanille oder Zimt als Gewürz hingeben, nach Geschmack
und zum Schluss noch eine Prise Salz

Das Getreide nach 24 Stunden trocknen lassen, (jetzt im Sommer in der Sonne auf einem Küchentuch) Das Trocknen übernimmt bei mir das Dörrgerät von Sedona
Nach dem Trocknen könnt Ihr das Getreide grob zerkleinern, wenn Ihr keine Mühle habt, geht dies auch in einer Kaffeemühle.

Jetzt alle Zutaten zusammenmischen und bei 100 Grad im Backofen zu Chrunchy backen lassen, FERTIG!

Wollt Ihr mehr wissen? Dann setzt Euch mit mir in Verbindung und wir vereinbaren einen Termin.
Bei der Umsetzung Eurer Ernährungsumstellung unterstütze ich Euch gerne mit Rat und Tat.
Dazu ist es nicht unbedingt notwendig, dass Ihr zu mir in die Praxis nach Bockhorn kommt. Möglich ist eine Unterstützung auch per Mail, am Telefon, am Handy oder über Skype.
Wenn Ihr Fragen habt, dann könnt Ihr Euch gerne mit mir per E-Mail in Verbindung setzen.
gesundheits_und_ernaehrungs_trainer@arcor.de
oder weitere Informationen über meine Homepage erfahren.

Ein schönes Wochenende und viele liebe Grüße sendet Euch Katrin

23 Ein echtes Allroundtalent: Die gesundheitlichen Vorzüge von Kokosöl

„Wussten Sie, dass die Bewohner der Südseeinseln, Südindiens und anderer tropischer und subtropischer Gebiete bis zu 60% ihres täglichen Kalorienverbrauchs über fettreiche Kokoserzeugnisse zu sich nehmen, Herzkrankheiten dort aber quasi nicht existieren? Die Wahrheit über Kokosöl offenbart sich in traditionell lebenden Kulturen der Tropen, wo die Kokosnuss seit Jahrtausenden wichtigster Nahrungslieferant ist:

In den 1930er Jahren reiste der amerikanische Zahnarzt Weston A. Price durch die gesamte Pazifikregion, er studierte traditionelle Ernährungsweisen der Südseevölker und deren Auswirkungen auf Gesundheit und Zähne. Verblüffend: Er fand heraus, dass jene Inselbewohner, die große Mengen an Kokosnüssen zu sich nahmen, extrem robust und gesund waren – trotz der hohen Mengen an Fett waren sie völlig frei von Herzbeschwerden.

Kokosöl fördert gutes Cholesterin
Die Inselbewohner von damals dürften sich über das neuzeitliche Gerangel, um das
so „schädliche" Cholesterin der gesättigten Fettsäuren sehr wundern. Sie erlebten
das Gegenteil von dem, was sie angeblich bewirken sollen. Heute rückt sich das Bild
immer mehr zu recht: Nicht jedes Cholesterin ist schlecht, es gibt zwei unterschiedliche Arten: HDL, das gute Cholesterin und LDL, das Schlechte. Während LDL sich in
Arterien und Herzkranzgefäßen festsetzen kann, erzeugt HDL genau das Gegenteil:
Es hilft schlechtes LDL-Cholesterin zu senken, befreit die Gefäße vor Ablagerungen
und beugt Gefäßverkalkung vor. Und was hat das mit Kokosöl zu tun? Kokosöl ist
reich an gesättigten Fettsäuren wie Laurinsäure und Caprinsäure, die beide gutes
HDL-Cholesterin fördern, und schlechtes LDL-Cholesterin im Körper abbauen. Das
gesunde Fett der Kokosnuss kurbelt zugleich den Stoffwechsel an und lässt die
Pfunde purzeln. Das einzige Fett also, dass beim Abnehmen hilft.

Wichtig: Nur naturbelassenes und kaltgepresstes Kokosöl, also Virgin-Coconut-Oil,
ist gut für den Cholesterinspiegel.

Warum Kokosöl das ideale Öl zum Kochen, Backen und Frittieren ist
Zum gesunden Braten bedarf es ein Öl, dass stabil ist und keine Transfettsäuren bildet. Herkömmliche Pflanzenöle wie Mais-, Soja-, oder Distelöl sind hochgradig insta-
bil und „zerfallen" unter Hitzeeinwirkung. Dabei bilden sich gefährliche Transfettsäuren. Zugleich wurde konventionellen Pflanzenölen oft die ganze Palette an Nährstoffen geraubt, sie haben keinen praktischen Nutzen mehr für die Gesundheit. Um
Klassen besser: Kokosöl ist das ideale Öl für gekochte Speisen. Es ist äußerst hitze-
beständig, bleibt auch bei hohen Temperaturen stabil und bildet keine Transfettsäuren. Es ist eines der wenigen Öle, dass die Hitzezufuhr unbeschadet übersteht und
dabei die Gesundheit fördert – das ideale Öl für die bewusste Gesundheitsküche.

Tipp: Wann immer sie Öl zum Kochen, braten oder frittieren verwenden, greifen sie
zu kaltgepresstem Kokosöl anstatt zu raffinierten Pflanzenöle aus dem Supermarkt.
Es verleiht ihren Gerichten eine wunderbare exotische Note, ist äußerst gesund und
schmeckt paradiesisch.

Kokosöl wirkt antibakteriell
Laurinsäure, die bis zu 50% der Kokosnuss ausmacht, ist ein Feind von Viren und
Bakterien. Kokosöl enthält sogar den höchsten Anteil an Laurinsäure aller Substan-
zen auf Erden. Nach den Forschungsergebnissen von Dr. Jon. J. Kabara, eliminiert
Laurinsäure Bakterien, die für Magengeschwüre verantwortlich sind. Der Vorteil von
Laurinsäure ist, dass sie nur die schlechten Bakterien auslöscht, während sie die Gu-
ten am Leben lässt. Zum Vergleich: Antibiotika tötet sowohl schlechte als auch gute
Bakterien. Caprinsäure, ein weitere, in geringeren Mengen enthaltende Fettsäure der
Kokosnuss, steht mit auf der Liste der antibakteriellen Anteile des Tropenöls.

24 Kurkuma – Königin der Gewürze – Fortsetzung

Am 22.04.2016 habe ich einen Blogbeitrag zum Thema Kurkuma – Königin der Gewürze erstellt. Hier folgt nun eine Fortsetzung, da ich mal wieder in meiner Küche am
ausprobieren war.

Kurkuma schützt Euer Gehirn, wirkt gegen Depressionen, ist ein Radikalenfänger, wirkt sich positiv auf dem Verdauungsapparat aus, unterstützt Euch beim Abnehmen, hilft bei Osteoporose, hilft bei Akne, unterstützt die Ausleitung von Schwermetallen, hemmt die Tumorbildung, fördert die Wundheilung, hilft den Cholesterinspiegel zu reduzieren, stärkt das Immunsystem, hilft unserem Herzen und unterstützt bei Depressionen.

Kurkuma enthält unter anderem: Proteine, Ballaststoffe, Magnesium, Eisen, Zink, Calcium, Kupfer, Kalium sowie die Vitamine C, E und K.

Kurkuma-Paste
Für die Vorratshaltung
250 gr. Kurkuma-Pulver und 700 ml Wasser zu einer Paste verrühren.
Im Kühlschrank hält sich die Paste mindestens eine Woche.

Kurkuma-Drink

1 x täglich und Ihr tut enorm viel für Eure Gesundheit!

1 Eßl. Kurkuma-Paste
1 Tasse Hafermilch, Dinkelmilch, Reismilch oder eine Milch aus Mandeln oder Cashewkernen
Ingwer und eine Vanilleschote nach Geschmack
Schwarzer frisch gemahlener Pfeffer (unterstützt die Wirkung von Kurkuma in unserem Körper)
1 Teelöffel Ahornsirup, Honig, Agavendicksaft oder Stevia
1 Teelöffel Kokosöl (unterstützt die Wirkung von Kurkuma in unserem Körper und ist wichtig für das Aufspalten von fettlöslichen Vitaminen)

Alles gut mixen und dann lasst es Euch schmecken!

Milch aus Mandeln oder Cashewkernen selbst herstellen
250 Gramm Mandeln oder Cashewkernen in einem Liter Wasser über Nacht stehen lassen.
Am anderen Tag mit einem Mixer oder einem Kenwood HB 887 Profi Stabmixer pürieren. Meinen Stabmixer von Kenwood liebe ich, die Leistung dieses Gerätes überzeugt mich bei jedem Gebrauch immer wieder aufs Neue!
Das Gemisch wird dann über einer Schüssel durch ein Mulltuch gedrückt und fertig ist die Milch.
Ich filtere die Masse nicht aus, denn ich finde es schade, wenn die Ballaststoffe vernichtet werden.

Meine Kurkuma-Gewürzpaste
200 Gramm frische Kurkuma-Wurzel mit Schale reiben
200 Gramm frische Ingwerwurzel mit Schale reiben
200 Gramm frischen Meerrettich mit Schale reiben
2 Knoblauchzehen
4 Chilischoten
Frischer schwarzer Pfeffer mahlen
100 ml Olivenöl

Alles zusammen mit einem Mixer oder einem Kenwood HB 887 Profi Stabmixer pürieren.

In ein Schraubglas füllen und mit Olivenöl abdecken. Aufbewahrt wird die Gewürzpaste im Kühlschrank. Dort hält es sich mindestens 4 Wochen. Ich gebe diese Paste in alle meine Gerichte wie Eintöpfe, Reisgerichte, Kartoffelgerichte usw. zum Schluß hinzu. Wieviel Ihr von der Kurkuma-Gewürzpaste in ein Gericht gebt, bleibt Euch überlassen.

Ist eine Grippe im Anmarsch, dann könnt Ihr 1 Eßl. Kurkuma-Gewürzpaste in Wasser auflösen und mit Ahornsirup, Honig, Agavendicksaft oder Stevia süssen. Diese Mischung wird dann getrunken. Nach meiner eigenen Erfahrung, dauert die Grippe dann nur bis zu 3 Tagen in abgeschwächter Form. Antibiotika bei einer bakteriellen Grippe nehme ich nicht mehr.

Meine Kurkuma-Gewürzmischung
200 Gramm Kurkumapulver
200 Gramm Ingwerpulver
4 getrocknete Chilischoten fein mahlen
Frischer schwarzer Pfeffer und Paradieskörner fein mahlen
Alles zusammen vermengen und in ein Schraubglas geben.

Diese Kurkuma-Gewürzmischung gebe ich ebenso wie die Würzpaste überall wo es passt zum Schluß mit hinzu. Ihr könnt die Gewürzmischung auf auf Brot streuen. Dazu nehme ich eine Scheibe selbstgebackenes Brot, nehme statt Margarine oder Butter Avocado, darauf Tomate, frisches Basilikum, Mozzarella und zum Schluß streue ich mir die Gewürzmischung auf den Mozzarella. Einfach lecker!

25 Soja – Die ganze Wahrheit

Mir ist vor zwei Wochen in Buch in die Hände gefallen, indem sich alles um die Sojabohne dreht.

Das Buch heißt: Soja – Die ganze Wahrheit!
Über die Schattenseiten der „gesunden" Ernährung
wird in diesem Buch von Kaayla T. Daniel aufgeklärt.

In diesem Buch lässt Dr. Kaayla T. Daniel alle Sojavorteile zerplatzen.
Sie beweist in diesem Buch:

– Das Soja KEIN gesundes Nahrungsmittel ist!
– Das Soja NICHT die Welthungerprobleme lösen wird!
– Das Soja KEIN Allheilmittel ist!
– Das Soja KEIN geprüftes und sicheres Nahrungsmittel ist!

In diesem Buch entdeckt Ihr die dunklen Seiten der Sojabohne. Ich selbst war bei dem Lesen dieses Buches immer wieder erstaunt und erschrocken. Viele Hinweise fügten sich für mich zu einem Logischen Ganzen zusammen.

Immer wieder habe ich mich gefragt, bevor ich das Buch gelesen habe, wie die Industrie es anstellt, dass der Tofu, Sojasoße und Miso Nachschub bei der steigenden Nachfrage funktioniert. Dieses Buch löste für mich dieses Rätsel auf.

25.1 Es gibt im Schwarzwald ein Familienunternehmen

Dieses Unternehmen verarbeitet Sojabohnen auf traditionelle Art und Weise. Ich kaufe dort gerne und mit gutem Gewissen ein. Der Geschmack dieser Produkte wird Euch überzeugen.

Unsere Werte:
Qualität ist nicht verhandelbar. Dies gilt für den Rohstoffeinkauf sowie für die Weiterverarbeitung.
Nur beste biologisch zertifizierte Rohstoffe von ausgesuchten Landwirten werden schonend langsam verarbeitet und 12 bis 24 Monate in unserem Lager für Sie fermentiert. Nur aus besten Zutaten und traditioneller Handarbeit, entstehen Lebensmittel mit echtem Mehrwert.

Wer wir sind:
Gelernt habe ich die MISO Herstellung von meiner Mutter, die 2006 im Schwarzwald mit der MISO Herstellung anfing. Sie lernte von einem japanischen Zen Meister der ihr die Jahrtausende alte japanische Kunst der traditionellen MISO Herstellung zelebrierte. Ihr verdanke ich mein Wissen – Danke Mama! Daneben reiste ich nach Japan um dort von wichtigen Meistern meine Kunst der MISO Herstellung zu verfeinern.

Das Ergebnis liegt vor IHNEN:
Schwarzwald-MISO
Quelle: http://www.schwarzwald-miso.de/ueber-uns/

Die Fermentierung von Soja dauert bis zu 24 Monaten. Soviel Zeit hat die Industrie nicht! Dort wird mit Chemikalien, Hitze und Druck gearbeitet um die Sojabohne zu verarbeiten und uns dann dieses denaturierte „Lebensmittel" als gesundes Lebensmittel anzupreisen. Dank der hohen Nachfrage nach dem „gesunden" Lebensmittel Sojabohne, wird demnächst auch unser Markt mit genmanipulierten Soja überschwemmt.

Wusstet Ihr, dass aus der Sojabohne Kunststoff hergestellt werden kann? Der amerikanische Industrielle Kellogs hat aus der Sojabohne ein Auto hergestellt. Es fuhr zwar nie, aber es zeigt doch auf, wozu die Chemieindustrie im Stande ist.

Soja verbirgt sich mittlerweile in vielen denaturierten Lebensmitteln. Soja hat viele Namen. Soja kann auch in Verpackungen stecken. Soja kann man auch einatmen. Eure Tabletten können Soja enthalten. Soja ist heutzutage überall drin, was denaturierte worden ist.

25.2   Soja ist nur gesund wenn....

Soja ist nur gesund, wenn die Sojabohne einen Fermentierungsprozess durchlaufen hat, viele Stunden gekocht wird oder ohne Chemie zu Sojamilch verarbeitete wird. Aus dieser Sojamilch wiederum könnt Ihr dann unter Zusatz von Nigari (ist ein traditionell aus dem Meerwasser gewonnenes Gerinnungsmittel) herstellen. Der Geschmack des so hergestellten Tofus ist ein anderer als der industriell hergestellte Tofu.
Wollt Ihr Tofu nicht selbst herstellen, dann kann ich Euch den folgenden Link empfehlen:
http://www.soja-farm.de/index.php/tofuherstellung.html

Zusammenfassend kann ich sagen, dass mir das Buch „Soja – Die ganze Wahrheit", die Augen geöffnet hat. Bei Interesse empfehle ich Euch dieses Buch zu Lesen. Euch werden die Augen übergehen, wenn Ihr lest, wie die Industrie mit unserer Gesundheit umgeht!

Die Chemische Industrie macht uns krank durch Ihre denaturierten „Lebensmittel", dann gehen wir zum Arzt und bekommen chemische Keulen um wieder gesund zu werden. Die Chemische Industrie verdient also doppelt an unserer Unwissenheit!

Das darf nicht sein! Das kann nicht sein! Wir fühlen uns schlecht und die Chemische Industrie verdient sich eine „Goldene Nase".

Lasst Euch das nicht gefallen, wir sind nicht dumm und sollten uns nicht für DUMM verkaufen lassen. Wenn Ihr mir jetzt noch nicht glaubt, dann lest bitte das Buch.

Wissen ist Macht, nur so können wir uns wehren gegen die Machenschaften der Chemischen Industrie!

Achtet beim Einkauf auf die Art und Weise, wie Eure Lebensmittel hergestellt worden sind. Es wird Euer Schaden nicht sein.

Wollt Ihr mehr wissen? Dann setzt Euch mit mir in Verbindung und wir vereinbaren einen Termin.

Bei der Umsetzung Eurer Ernährungsumstellung unterstütze ich Euch gerne mit Rat und Tat.

Dazu ist es nicht unbedingt notwendig, dass Ihr zu mir in die Praxis nach Bockhorn kommt. Möglich ist eine Unterstützung auch per Mail, am Telefon, am Handy oder über Skype.

Wenn Ihr Fragen habt, dann könnt Ihr Euch gerne mit mir per E-Mail in Verbindung setzen.

gesundheits_und_ernaehrungs_trainer@arcor.de

oder weitere Informationen über meine Homepage erfahren.

Ein schönes Wochenende und viele liebe Grüße sendet Euch Katrin

26 Kurkuma – Königin der Gewürze – Zusammenfassung

Kurkuma gehört zu den Kräutern und gilt als die Königin der Gewürze. Sie ist eine der bekanntesten Zutat von Curry und verleiht dem Curry seine typisch gelbe Farbe. Kurkuma enthält wertvolle Nährstoffe und ist reich an antiviralen, antibakteriellen, Pilz bekämpfenden und entzündungshemmenden Eigenschaften. Sie enthält auch das hoch antioxidative Curcumin, welches eine ähnliche schmerzlindernde Wirkung wie verschiedene Medikamente hat.

26.1 Was ist Kurkuma?

Die Kurkuma ist der unterirdische Wurzelstock (oder auch Rhizom genannt) einer mehrjährigen Pflanze. Sie gehört zur Ingwer-Familie und wird im tropischen Asien, Indien und China angebaut und erreicht eine Höhe von 0,9 bis 1,5 m. Die Kurkumapflanze trägt große, längliche Blätter und eine gelbe trichterförmige Blüte.

Das Rhizom (Mineralstoffe) wird von einer rauen, Haut ummantelt ähnlich wie die Ingwerwurzel. Das Innere leuchtet in einer tief orangefarbenen oder rötlich braunen Farbe. Das Rhizom erreicht eine Größe von etwa 2,5 bis 7 cm und einen Durchmesser von 2,5 cm. Kleinere Knollen zweigen von dem Rhizom ab, sodass sich ein gesamter Wurzelstock bildet. Beim Gebrauch in der Küche ist es daher empfehlenswert, zum Schälen der Wurzel Gummihandschuhe zu tragen, da die Wurzeln stak färben.

Die Kurkuma Wurzel hat einen pfeffrig, warm bitteren Geschmack und einen milden Duft, welcher an Ingwer erinnert. Sie ist als Nahrungsmittel sehr beliebt und gesund. Die Textilindustrie nutzt die Kurkumawurzel auch als Färbemittel.

26.2 Ist Kurkuma gesund?

Seit der Antike wird die Kurkumawurzel wegen ihrer entzündungshemmenden, schmerzlindernden und antimikrobiellen Wirkung geschätzt. Sie wird auch in der Behandlung von Blähungen und Leberproblemen, wie Gelbsucht und Hepatitis eingesetzt.

Der Hauptwirkstoff in Kurkuma ist das antioxidative Curcumin. Es wirkt entzündungshemmend und schmerzlindernd. Curcumin soll genauso wirksam sein wie Schmerzmittel. Allerdings wirkt Kurkuma ohne die Nebenwirkungen von Schmerzmitteln.

Ausserdem wirkt Kurkuma auch gegen Alzheimer, Arthritis, Appetitlosigkeit, Behandlung von Lungenentzündungen, Blähungen, Bronchitis, Durchfall, Depressionen, Erkältungen, Fieber, Fibromyalgie, Erkrankungen der Gallenblase, Kopfschmerzen, Magenschmerzen, Menstruationsbeschwerden, Nierenbeschwerden, Sodbrennen, Wassereinlagerungen und Würmer.

Kurkuma direkt auf die Haut aufgetragen, unterstützt den Heilungsprozess entzündlicher Hautprobleme, Schuppenflechte und Blutergüsse. Sie lindert Schmerzen im Inneren des Mundes und infizierte Wunden.

26.3 Kurkuma Inhaltsstoffe

Kurkuma beinhaltet eine komplexe Nährstoffdichte liefert:
wichtige Proteine
verdauungsfördernde Ballaststoffe

Vitamin wie:
Cholin
Niacin
Riboflavin
Vitamin B6
Vitamin C
Vitamin E
Vitamin K

Mineralstoffe wie:
Calcium
Eisen
Kalium
Kupfer
Magnesium
Mangan
Natrium
Zink

Ätherische Öle wie:
Curlone
Curumene
Cineol
p-Cymol

Curcumin, ist eines der stärksten Oxidantien. Das Curcumin neutralisiert mit seiner chemischen Struktur die freien Radikale und steigert gleichzeitig die antioxidative Aktivität der körpereigenen Enzyme. Das Curcumin wirkt somit in zweifacher Weise und bekommt zusätzlich Unterstützung von den antioxidativ wirkenden Vitaminen C und E.

Diese antioxidative Kombination benötigt der menschliche Körper für eine optimale Gesundheit und ein aktives Immunsystem. Antioxidantien sind sehr wichtig, um schädliche freie Radikale zu neutralisieren und die Zeichen des Alterungsprozesses zu verlangsamen. Freie Radikale reagieren mit wichtigen organischen Substanzen, wie Fettsäuren, Proteine und der DNA. Sie schädigen diese, verursachen Krankheiten und beschleunigen den Alterungsprozess.

26.4 Kurkuma Wirkung

Kurkuma schützt vor Alzheimer
Kurkuma gegen Arthritis
Kurkuma gegen Colitis Ulcerosa und Morbus Chron
Kurkuma gegen Entzündungen
Kurkuma hilft bei Depressionen
Kurkuma unterstützt die Verstoffwechselung von Fett in der Galle
Kurkuma gegen Herz-Kreislauf-Erkrankungen
Kurkuma unterstützt den Heilungsprozess von Wunden
Kurkuma für ein ideales Körpergewicht
Kurkuma unterstützt die Entgiftung der Leber
Kurkuma wirkt unterstüzend bei Mukoviszidose

26.5 Kurkuma Nebenwirkungen

Wenn die täglich empfohlene Dosierung beachtet wird, gilt der Verzehr von Kurkuma und Curcumin als sicher. Wird Kurkuma über eine längere Zeit in großen Dosen konsumiert, können als Folge Magenverstimmungen entstehen.

26.6 Vorsichtsmaßnahmen

Bei Schwangerschaft, Magenproblemen, Gallensteinen, Diabetes und der Einnahme von Medikamenten, die die Blutgerinnung verlangsamen, sollte vor dem Kurkumaverzehr Rücksprache mit einem erfahrenen Arzt gehalten werden.

26.7 Kurkuma Dosierung

Mit 1 Teelöffel Kurkuma Pulver pro Tag könnt Ihr startet und bei Bedarf könnt Ihr die Dosierung langsam steigern. Wenn Ihr aber die Kurkumagewürzmischung (siehe unten) verwendet, dann kommt Ihr selten über eine Menge von 1 Teelöffel. Damit könnt Ihr nichts verkehrt machen und tut Eurer Gesundheit etwas sehr gutes!

Hinweis: Für eine individuelle Dosierung sollte ein Arzt zurate gezogen werden. Eine Überdosierung kann zu unangenehmen Nebenwirkungen und Magenverstimmungen führen.

26.8 Kurkuma Produkte

Kurkumawurzel gibt es frisch und getrocknet. Als Pulver und in Tablettenform. Vorzugsweise sollten Ihr aber die frischen oder die getrockneten ganzen Wurzeln verwenden. Achtet bitte auf bio-zertifizierte Ware.

26.9 Kurkuma Lagerung

Kurkuma Produkte sollten in einem dicht verschlossenen Behälter an einem kühlen, dunklen und trockenen Ort aufbewahrt werden. Die frische Kurkumawurzel sollte im Kühlschrank kühl gelagert werden.

26.10 Kurkuma Anwendung

Die Kurkuma ist Bestandteil verschiedener Curry Gewürzmischungen und Senf. Sie ist vor allem in der indischen und indonesischen Küche sehr beliebt.

Kurkuma verbessert den Geschmack vieler Lebensmittel, wozu Kartoffeln, Reis, Linsen und Gemüse gehören. Kurkuma verleiht den Gerichten eine tief gelborangefarbene Farbe und besitzt einen pfeffrig, warmen, bitteren Geschmack.

26.11 Tipps für die Kurkuma Anwendung:

Kurkumawurzel über Nacht in warmem Wasser einweichen, dann werden sie schön weich und man kann sie auf der Küchenreibe sehr gut zerkleinern.

Super leckere und super gesunde Gewürzmischung:
50gr. Kurkumawurzel, 50gr. Ingwerwurzel, 50gr. Chilischoten, 50gr. Pfeffer und 50gr. Knoblauch: Alles zusammen zerkleinern und mit Sojasosse und meinem Ghee-Kokos-Rote Palmölmischung mischen und Euren Gerichten, wo immer es passt, nach Geschmack und am Ende des Kochvorganges, hinzugeben! Die hier angegebenen 50gr. Mengen habe ich komplett zerkleinert und gemischt mit Sojasosse und meiner Ghee-Kokos-Rotes Palmölmischung. Dann habe ich alles zusammen in ein Schraubglas abgefüllt und in den Kühlschank gestellt. Dort hält es sich einige Tage.

26.12 Rezeptideen

1kg Rindermett in einem Esslöffel Ghee-Kokos-Rotes Palmölmischung anbraten. Tomatenmark und 500gr. frische Tomaten dazugeben und alles zusammen 15 Min. köcheln lassen. Zum Schluss des Kochvorganges 1Eßl. meiner gesunden Gewürzmischung dazugeben und 5 Min. ziehen lassen. Fertig ist eine leckere Bolognesesosse. Dazu Nudeln, Reis oder Kartoffeln. Ihr könnt dieses Gericht natürlich auch als Eintopf ohne Beilagen essen. Probiert es mal aus, ich habe dieses Rezept gerade gekocht und muss sagen -einfach lecker-!!!!!

Mein Kurkumagewürz passt ausserdem zu folgenden Gerichten:
Reis mit Rosinen und Cashew-Kerne vermischen und mit der Kurkumagewürzmischung würzen.
Kurkumagewürzmischung auf Blumenkohl, Bohnen und Zwiebel geben.
Kurkumagewürzmischung mit Zwiebeln, Salz und Olivenöl zu einem Dip vermischen.
Rohen Blumenkohl, Sellerie und Paprika in der Kurkumagewürzmischung wälzen und als Snack genießen.
Kurkumagewürzmischung im Salatdressing verwenden
Kurkumagewürzmischung in Hülsenfrüchtegerichten verwenden
Kurkumagewürzmischung in eine Bolognesesosse
Kurkuma könnt Ihr auch für Tee verwenden. Dazu 4 Tassen Wasser zum Kochen bringen, einen Teelöffel gemahlenen Kurkuma hinzufügen und ca. 10 Minuten köcheln lassen und dann absieben. Mit Agavensirup, Ahornsirup, Stevia oder Honig süssen.

Kurkuma schützt Euer Gehirn, wirkt gegen Depressionen, ist ein Radikalenfänger, wirkt sich positiv auf dem Verdauungsapparat aus, unterstützt Euch beim Abnehmen, hilft bei Osteoporose, hilft bei Akne, unterstützt die Ausleitung von Schwermetallen, hemmt die Tumorbildung, fördert die Wundheilung, hilft den Cholesterinspiegel zu reduzieren, stärkt das Immunsystem, hilft unserem Herzen und unterstützt bei Depressionen.
Kurkuma enthält unter anderem: Proteine, Ballaststoffe, Magnesium, Eisen, Zink, Calcium, Kupfer, Kalium sowie die Vitamine C, E und K.

26.13 Kurkuma-Paste

Für die Vorratshaltung
250 gr. Kurkuma-Pulver und 700 ml Wasser zu einer Paste verrühren.
Im Kühlschrank hält sich die Paste mindestens eine Woche.

26.14 Kurkuma-Drink

1 x täglich und Ihr tut enorm viel für Eure Gesundheit!

1 Eßl. Kurkuma-Paste
1 Tasse Hafermilch, Dinkelmilch, Reismilch oder eine Milch aus Mandeln oder Cashewkernen
Ingwer und eine Vanilleschote nach Geschmack
Schwarzer frisch gemahlener Pfeffer (unterstützt die Wirkung von Kurkuma in unserem Körper)
1 Teelöffel Ahornsirup, Honig, Agavendicksaft oder Stevia
1 Teelöffel Kokosöl (unterstützt die Wirkung von Kurkuma in unserem Körper und ist wichtig für das Aufspalten von fettlöslichen Vitaminen)

Alles gut mixen und dann lasst es Euch schmecken!

26.15 Milch aus Mandeln oder Cashewkernen selbst herstellen

250 Gramm Mandeln oder Cashewkernen in einem Liter Wasser über Nacht stehen lassen.
Am anderen Tag mit einem Mixer oder einem Kenwood HB 887 Profi Stabmixer pürieren. Meinen Stabmixer von Kenwood liebe ich, die Leistung dieses Gerätes überzeugt mich bei jedem Gebrauch immer wieder aufs Neue!
Das Gemisch wird dann über einer Schüssel durch ein Mulltuch gedrückt und fertig ist die Milch.
Ich filtere die Masse nicht aus, denn ich finde es schade, wenn die Ballaststoffe vernichtet werden.

26.16 Meine Kurkuma-Gewürzpaste

200 Gramm frische Kurkuma-Wurzel mit Schale reiben
200 Gramm frische Ingwerwurzel mit Schale reiben
200 Gramm frischen Meerrettich mit Schale reiben
2 Knoblauchzehen
4 Chilischoten
Frischer schwarzer Pfeffer mahlen
100 ml Olivenöl

Alles zusammen mit einem Mixer oder einem Kenwood HB 887 Profi Stabmixer pürieren.
In ein Schraubglas füllen und mit Olivenöl abdecken. Aufbewahrt wird die Gewürzpaste im Kühlschrank. Dort hält es sich mindestens 4 Wochen. Ich gebe diese Paste in alle meine Gerichte wie Eintöpfe, Reisgerichte, Kartoffelgerichte usw. zum Schluß hinzu. Wieviel Ihr von der Kurkuma-Gewürzpaste in ein Gericht gebt, bleibt Euch überlassen.

Ist eine Grippe im Anmarsch, dann könnt Ihr 1 Eßl. Kurkuma-Gewürzpaste in Wasser auflösen und mit Ahornsirup, Honig, Agavendicksaft oder Stevia süssen. Diese Mischung wird dann getrunken. Nach meiner eigenen Erfahrung, dauert die Grippe dann nur bis zu 3 Tagen in abgeschwächter Form. Antibiotika bei einer bakteriellen Grippe nehme ich nicht mehr.

26.17 Meine Kurkuma-Gewürzmischung

200 Gramm Kurkumapulver
200 Gramm Ingwerpulver
4 getrocknete Chilischoten fein mahlen
Frischer schwarzer Pfeffer und Paradieskörner fein mahlen
Alles zusammen vermengen und in ein Schraubglas geben.

Diese Kurkuma-Gewürzmischung gebe ich ebenso wie die Würzpaste überall wo es passt zum Schluss mit hinzu. Ihr könnt die Gewürzmischung auf Brot streuen. Dazu nehme ich eine Scheibe selbstgebackenes Brot, nehme statt Margarine oder Butter Avocado, darauf Tomate, frisches Basilikum, Mozzarella und zum Schluss streue ich mir die Gewürzmischung auf den Mozzarella. Einfach lecker!

****

Schaut mal was ich gefunden habe, auf einer ganz tollen Homepage:
http://www.biotopicafarm.de/sparkling-kurkuma-drink/

26.18 Sparkling Kurkuma-Drink

Gerade jetzt wo die Tage wieder länger werden und man mehr in der Natur zu Gange ist, kommt man auch schneller aus der Puste. Zu lange saß man im gemütlichen Wohnzimmer und stopfte sich mit Keksen voll, während es draußen nass kalt wehte. Daran muss nun etwas geändert werden. Aber keine Bange auf Süßes wird keiner verzichten müssen. Dieses Getränk ist mit Abstand das Beste des Universums. Und das schreie ich mit der größten Überzeugung in die Welt.
Falls du mir nicht glaubst, probier es aus!

Die Hauptbestandteile lassen sich sowohl Roh als auch mit gekochten Wasser zubereiten, aber beide Versionen sind super gesund. Dieser göttliche Sud wird aus nur 3 Zutaten gemacht:

Kurkuma, Honig oder Rohrzucker und Wasser.
Er ist frisch, prickelnd, exotisch, voller Enzyme und reich an heilenden Wirkstoffen für einen gesunden schönen Körper.

Kurkuma ist schon lange in Indien und China für seine Heilkräfte bekannt und findet dort regelmäßige Verwendung. Auch in der westlichen Medizin gelangt Kurkuma, mit seinem Hauptbestandteil Kukurmin, immer mehr in die Öffentlichkeit. Es ist reich an Antioxidantien, Vitamin B6 und wirkt entzündungshemmend. Ein wahrer Jungbrunnen für den Körper.

Wundermittel, welches gesund ist und den Heißhunger auf süßes stillt gibt es nicht, meinst du? Lass dich vom Gegenteil überzeugen, denn dieses Getränk wird fermentiert.

Dieses Getränk ist so gut, dass es Zeit braucht. Außer du hast einen Kurkuma-Bug, jedoch haben das die wenigsten in ihrer Küche vor sich her blubbern.

Einen was?

Ein Kurkuma-Bug ist eine Starter-Flüssigkeit, die den Kurkuma Drink zu dem macht was es ist, ein 8. Weltwunder.

Der Starter muss einige Zeit gären, damit sich genug Hefe im Getränk ansiedeln kann, welche den Zucker oder den Honig in Alkohol umwandeln. Aber keine Panik! Dieses Getränk besitzt so viel Alkohol wie eine Apfel-Schorle, jedoch kannst du ihn mit regelmäßiger Zucker- oder Honiggabe zu einem richtigen Root-Bier gären lassen und den Alkoholgehalt steigern.

26.19 Kurkuma-Bug
Zutaten:
-Ein Glas mit Schraubverschluss
-1/4 Glas Bio Kurkuma klein geschnitten (Bio Kurkuma darf nicht behandelt werden, somit ist die erforderliche Hefe für den ganzen Prozess noch intakt)
-2 EL Honig, Agavendicksaft, Ahornsirup oder roher Rohrzucker
-Wasser

Zubereitung:
Alle Zutaten zusammen in das Glas geben und mit Wasser auffüllen. Den Deckel nur leicht anschrauben. Das Glas sollte nun an einen Ort mit Zimmertemperatur oder mit mindestens 18°C gestellt werden. Alle paar Tage etwas Rohrzucker oder Honig hinzugeben, sowie eine kleine Portion geschnittenen Kurkuma. Wenn der Starter anfängt zu Blubbern ist er fertig. Das kann mehrere Tage dauern, im Winter sogar etwas länger.

Kurkuma Drink
Zutaten:
-Kurkuma (1 Hand voll)

-Honig, Agavendicksaft, Ahornsirup oder roher Rohrzucker nach belieben
-Wasser
-Kurkuma-Bug

Zubereitung:
Für die Raw-Version wirfst du den Kurkuma in deinen Entsafter und füllst den Saft mit 1 1/2 Liter Wasser auf, dann süßt du ihn wie es dir gefällt. Zum Schluss gibst du einen ordentlichen Schuss Kurkuma-Bug dazu und füllst alles in eine Plastikflasche. Es entsteht nach 1 bis 2 Tagen ein deutlicher Druck in der Flasche. Wenn der Druck zu stark wird kann die Flasche explodieren (!). Bei einer Glasflasche kann das Lebensgefährlich werden, deshalb probiere dich erst einmal an einer Plastikflasche, die frei von Weichmachern ist.

Also immer gut im Auge behalten und gelegentlich aufschrauben und kosten. Der natürliche Kohlensäuregehalt wird von Tag zu Tag mehr.

Falls du keinen Entsafter besitzt und Raw-Food dir Schnuppe ist, schneide den Kurkuma klein, gib ihn in einen Topf und gieße ihn mit 1 1/2 Liter Wasser auf. Lass ihn kurz aufkochen bis er eine schöne kräftige Farbe hat, süß ihn nach Belieben und stell den Topf beiseite. Es ist äußerst wichtig, dass die Flüssigkeit vollständig abkühlt, sonst kann es passieren, dass die Hefe vom Kurkuma-Bug durch die Hitze abstirbt und dann gibt es kein Sparkle-Effekt. Ist alles abgekühlt gib den Kurkuma-Bug dazu und fülle alles in eine Plastikflasche. Durch die Plastikflasche sieht man den Druck der Kohlensäure besser und sie ist flexibler als Glasflaschen. Koste regelmäßig am Tag um zu viel Druck abzulassen, damit die Flasche nicht explodiert und dass du siehst wann der Kurkuma-Drink fertig ist. Du merkst es daran, dass du die Flasche in einem Zug geleert hast und immer noch mehr willst.

Den Kurkuma-Bug regelmäßig mit Kurkuma und Honig oder Rohrzucker füttern, damit du ihn immer wieder verwenden kannst. Umso häufiger du ihn verwendest, desto weniger Zeit braucht der Fermentierungsvorgang und du gelangst schneller in den Genuss dieses genialen Pop-Up-Drinks.

Viel Spaß beim Ausprobieren.
Quelle: des Sparkling Kurkuma-Drinks:
http://www.biotopicafarm.de/sparkling-kurkuma-drink/

(Anmerkung von mir)
Daran, dass der Kurkuma-Bug anfängt zu blubbern, erkennt Ihr die Bio-Qualität der Kurkumawurzel!
Wenn Ihr die Kurkumawurzel für den Kurkuma-Drink im Entsafter entsaftet habt, dann könnt Ihr den ausgepressten Rest trocknen und weiterverwenden! (Anmerkung von mir)

****

Wollt Ihr mehr wissen? Dann setzt Euch mit mir in Verbindung und wir vereinbaren einen Termin.
Bei der Umsetzung Eurer Ernährungsumstellung unterstütze ich Euch gerne mit Rat und Tat.

Dazu ist es nicht unbedingt notwendig, dass Ihr zu mir in die Praxis nach Bockhorn kommt. Möglich ist eine Unterstützung auch per Mail, am Telefon, am Handy oder über Skype.
Wenn Ihr Fragen habt, dann könnt Ihr Euch gerne mit mir per E-Mail in Verbindung setzen.
gesundheits_und_ernaehrungs_trainer@arcor.de
oder weitere Informationen über meine Homepage erfahren.

Ein schönes Wochenende und viele liebe Grüße sendet Euch Katrin

27 Detox – Mein Selbstversuch – Meine eigene Meinung zum Thema „Detox"

Jeden Tag, an dem wir aufstehen, gibt es wieder mal einen neuen Trend.

DETOX heißt der noch recht neue Hype!

und los geht es:

Angefangen habe ich mit einem von vielen Detox-Produkten
Um mitreden zu können, habe ich mich entschlossen, einen Selbstversuch durchzu-
führen. Also habe ich habe mir als erstes die NutraLinea® Pyour Detox Pyour Detox
– 5 Tage Reinigungskur für 39,90 Euro

(für das Testen dieses Produktes bekomme ich keine Vergütung, oder sonstige Ver-
günstigungen, daher teste ich absolut unabhängig)

gekauft und am 11.06.2016 mit dieser Kur begonnen. Die Kurpackung enthält 5
Detox-Mix-Beutelchen mit je 9 Gramm Pulver, welches morgens in Wasser angerührt
und dann getrunken wird. Ausserdem enthält die Kur 20 Brausetabletten, von denen
jeden Tag 4 Tabs über den Tag verteilt in Wasser aufgelöst und dann getrunken
werden.

27.1 Diese Kur soll:
eine gesunde Darmflora optimieren,
die Aufnahme von essentiellen Nährstoffen fördern,
die Reizdarmsymptome lindern und
sicher, natürlich und sehr wirksam sein.

Das ein gesunder Darm eine der Grundlagen für unsere Gesundheit ist, steht außer
Frage.
Durch einen ungesunden Lebensstil tuen wir unserer Gesundheit keinen Gefallen.
Dazu gehört meiner Meinung nach, alle denaturierte Nahrungsmittel, wie z.B.: Indust-
riezucker, Fertiggerichte usw. aber auch Alkohol, Nikotin sowie negativer Stress.

Die Folge können sein: Müdigkeit, Infektanfälligkeit, verminderte Leistungsfähigkeit
und allgemeines Unwohlsein.

Wenn Ihr Eurem Darm und Eurer Gesundheit etwas Gutes tun wollt, dann solltet Ihr
Euren Darm regelmäßig sanieren (neudeutsch: detoxen), idealerweise viermal im
Jahr. Diese Vorgabe stammt von den Herstellern der Detoxprodukte.

27.2 Die Inhaltsstoffe:
2QR-Komplex (Der 2QR-Komplex ist ein patentierter Wirkstoff, der aus natürlichen
Polysacchariden besteht. Er verfügt über die Fähigkeit die Anhaftkräfte vieler schäd-
licher Mikroben auf physikalische Art zu blockieren. Deshalb ist der 2QR-Komplex
auch effektiv bei der Optimierung und Wiederherstellung der Mikroflora. Ohne be-
kannte Gegenanzeichen oder Nebenwirkungen kann er somit eine Vielzahl von Prob-
lemen im Zusammenhang mit bakterieller Überwucherung lösen – Quelle:
http://www.2qr.de/)
Psyllium
Inulin

Fructo-Oligosaccharide

27.3 Fazit am 15.06.2016:

Bei mir habe ich keine Veränderung feststellen können. Meiner Meinung nach, ist das Detoxen (Entgiften) eine Modeerscheinung. Die Kosten sind nicht gerade gering und der Nutzen bleibt bei mir aus. Daher kann ich feststellen: Bei einer regionalen, saisonalen und vollwertigen Ernährung, kann ich mir das Detoxen ersparen. Dies ist wie gesagt bzw. geschrieben, meine eigene Erfahrung und Meinung!

Bei meiner Recherche zum Thema Detox habe ich das folgende Rezept gefunden:

27.4 Detox-Gemüsesuppe:

Hähnchenfilet, Knoblauchzehe, Ingwer, Chili, Lauchzwiebeln, Möhren, Sellerie, Zucchini, Brokkoli, Tomaten, und Brühe, wenn es geht eine selbsthergestellte Gemüsebrühe

Auf Mengenangaben verzichte ich, da jeder selbst entscheiden sollte, wieviel Gemüse er in seiner Suppe haben möchte. Ich habe alles, außer Knoblauch, Ingwer und Chili, zu gleichen Teilen in die Suppe gegeben. Wenn Ihr Zeit habt, könnt Ihr die Suppe jeden Tag frisch kochen. Oder Ihr kocht gleich eine größere Menge, die Ihr dann im Kühlschrank aufbewahren könnt. Diese Suppe über 5 Tage als Kur anwenden. Diese Suppe soll den Säure-Basen-Haushalt unterstützen. Ich habe diese Gemüsesuppe über fünf Tage zum Mittag und zum Abend gegessen.

Die Gemüsesuppe habe ich wie folgt zubereitet:
Das Hähnchenfleisch in Ghee anbraten und schön braun werden lassen, damit sich die leckeren Röstaromen bilden können, dann das kleingeschnittene Gemüse wie Knoblauchzehe, Ingwer, Chili, Lauchzwiebeln, Möhren, Sellerie, Zucchini, Brokkoli, Tomaten und die Gemüsebrühe dazugeben und bissfest garen. Das dauert ungefähr 15 Minuten.

27.5 Mein Fazit zur Detox-Suppe:

Dieses Rezept kommt Euch sicherlich nicht unbekannt vor, da es vor einiger Zeit einen Boom gab, wo es um das Thema Entwässerung ging, der Gemüseeintopf enthielt viel Kohl und war auch unter dem Begriff „Kohlsuppe" bekannt.
Da ich gerne Gemüseeintöpfe esse, mache ich mir immer wieder so einen Eintopf, das ganze Jahr über und dann immer mit dem Gemüse, welches ich regional und saisonal einkaufe.

27.6 Wichtig: Viel Trinken

Viel Trinken ist bei einer Detox-Kur besonders wichtig, da der Körper bei der Entgiftung Stoffe loswerden möchte, die durch viel Trinken ausgeschwemmt werden.

Morgens stelle ich mir Zitronenwasser aus dem Saft von 2 Zitronen und in einen Liter Wasser her.
Über den Tag verteilt trinke ich immer wieder mal ein Glas.

Gerne trinke ich auch Bio-Gemüsesaft, diesen bekommt Ihr bei einem Discounter in Eurer Nähe. Den Gemüsesaft trinke ich gerne gut gekühlt. Gemüsesaft enthält viele Vital- und Mineralstoffe, die Eurem Körper guttun.

Das Trinken für uns wichtig ist, ist Euch bestimmt bekannt. Nicht nur zur Unterstützung einer Kur solltet Ihr auf ausreichende Flüssigkeitszufuhr achten. Sondern jeden Tag solltet Ihr auf eine ausreichende Flüssigkeitszufuhr von mindestens 2 Liter Flüssigkeit achten. Zitronenwasser, Gemüsesäfte, Kräutertees und Mineralwasser sind ideal für eine ausreichende Flüssigkeitszufuhr.

Es gibt eine Vielzahl von Detox-Tee-Kuren. Bei allen ist mir aufgefallen, dass die Preise dafür teilweise extrem hoch sind. Für eine mehrtägige Kur fallen Kosten zwischen 16,00 und 32,00 Euro an und das für 100 Gramm Tee. Vergleichbare Bio-Kräuter für einen „Detox-Tee" gibt es bereits ab ca. 5,00 Euro für 100 Gramm Teemischung.

Mein Tipp: Ihr könnt auch in die Apotheke gehen oder Euch online die folgenden Kräuter und Gewürze kaufen bzw. bestellen, achtet bitte auf Bio-Qualität:

27.7 Für die Teemischung am Morgen:
Grüntee China Gunpowder – regt durch sein Koffein an
Oolong – fördert die Fettverbrennung
Mateblätter – dämpft den Hunger und belebt
Lemongras – wirkt beruhigend und stimmungsaufhellend
Brennesselblätter – wirkt entwässernd
Wassernabelkraut – stärkt das Immunsystem
Gojibeeren – unterstützt den Zellschutz und verbessert die Immunabwehr
Fenchel – unterstützt den Magen-Darmtrakt bei seiner Arbeit
Löwenzahnkraut – wirkt galle- und harntreibend
Ginseng – regt chemische Prozesse an und unterstützt das Immunsystem
Ingwer – regt die Durchblutung und den Stoffwechsel
Koriander – wirkt krampflösend, blähungslindernd und antimikrobiell
Tulsi – wirkt magenstärkend, lindernd, schweißtreibend, verdauungsfördernd, entwässernd, auswurffördernd, blutreinigend, entzündungshemmend und herzstärkend

27.8 Für die Teemischung am Abend:
Rotbuschtee – wirkt antibakteriell, unterstützt das Immunsystem und ist reich an Vitaminen, Mineralien und Spurenelementen wie Kalium, Kupfer, Natrium, Eisen, Fluor, Vitamin C, Rutin, Phenolsäure und weiteren
Haferkraut grün – wirkt stärkend und entschlackend
Silberlindenblüten – wirkt krampflösend, schmerzstillend und entzündungshemmend
Pfefferminzblätter – wirkt antimikrobiell, antiviral und geistig anregend
Birkenblätter – wirkt entwässernd
Schafgarbenkraut – wirkt verdauungsfördernd und krampflösend
Zitronenverbeneblätter – wirkt krampflösend und beruhigend
Zimt – wirkt desinfizierend, krampflösend, durchblutungsfördernd, beruhigend und stimmungsaufhellend

27.9 Mein Fazit zum Detox-Tee:
Die hohen Kosten sind nicht gerechtfertigt. Wenn Ihr Euch den Tee selber zusammenstellt, könnt Ihr sehr viel Geld sparen! Dass wir viel Trinken sollen, ist uns allen nicht fremd. Es sollten am Tag mindestens 1,5 bis mindestens 2 Liter sein. Dazu zählen vor allem: Wasser, Kräutertees, Gemüsesäfte und/oder mein Zitronen- bzw. Limettenwasser.

27.10 Mein persönliches Endfazid

Egal ob es sich um Detox-Produkte, Detox-Suppe oder Detox-Tee handelt – Meine Meinung dazu:

Wenn Ihr einmal richtig entschlacken wollt, dann versucht eine Fastenkur. Die Fastenkur könnt Ihr mit Eurem Arzt des Vertrauens besprechen, er wird Euch unterstützen, oder Ihr geht in eine Klinik zum Fasten.

Fasten ist eine alte und bewährte Methode um zu entschlacken, z.B.: Fasten nach Buchinger oder schaut mal unter diesem Link nach, was dort zum Heilfasten steht:

http://heilfasten.renegraeber.de/

Oder schaut mal hier:

http://www.zentrum-der-gesundheit.de/entschlackung-ia.html

Entschlackung oder Detox?

Entschlackungskuren haben bei diesen wundergleichen Aussichten folglich Hochkunjunktur.

Da Entschlackungskuren ferner zu den Lieblingsbeschäftigungen vieler US-Stars gehören, spricht man auch hierzulande nur noch selten von Entschlackungskuren. Detox lautet stattdessen das aktuelle Zauberwort (von engl. to detox = entgiften).

Und während die traditionelle Entschlackungskur aus vielen verschiedenen Massnahmen besteht und über mehrere Wochen hinweg praktiziert wird, genügt es bei einer modernen Detox-Kur oft vollkommen, wenn man täglich nur ein- oder zweimal einen Detox-Drink oder im Extremfall nur ein paar spezielle Kapseln nimmt.

Im Nu soll man allein mit dieser Massnahme sowohl entschlackt sein als auch stolzer Besitzer der langersehnten Traumfigur werden. Das Ganze verständlicherweise in längstens drei Tagen.

27.11 Detox ist Humbug

Kein Wunder bezeichnen viele Forscher und Schulmediziner Entschlackungskuren als Humbug, Blödsinn und Quatsch. Und damit haben sie vollkommen Recht.

Detox-Kuren, die an Crash-Diäten erinnern, die also schon nach wenigen Tagen erledigt sind, die rasanten Gewichtsverlust versprechen und ausschliesslich aus einem bestimmten Produkt bestehen, das man – meist statt einer Mahlzeit – zu sich nehmen muss, dienen nicht der Entschlackung.

Sie sind ein Werbegag, nichts weiter.

Quelle: http://www.zentrum-der-gesundheit.de/entschlackung-ia.html

Ich verdiene an diesen Link's kein Geld. Von daher bin ich unabhängig!

Wollt Ihr mehr wissen? Dann setzt Euch mit mir in Verbindung und wir vereinbaren einen Termin.

Bei der Umsetzung Eurer Ernährungsumstellung unterstütze ich Euch gerne mit Rat und Tat.

Dazu ist es nicht unbedingt notwendig, dass Ihr zu mir in die Praxis nach Bockhorn kommt. Möglich ist eine Unterstützung auch per Mail, am Telefon, am Handy oder über Skype.

Wenn Ihr Fragen habt, dann könnt Ihr Euch gerne mit mir per E-Mail in Verbindung setzen.

gesundheits_und_ernaehrungs_trainer@arcor.de

oder weitere Informationen über meine Homepage erfahren.

Ein schönes Wochenende und viele liebe Grüße sendet Euch Katrin

Kokosöl kann sich antibakteriell günstig auswirken auf
– Herpes
– Masern
– Grippe Viren
– unterschiedliche bakterielle Krankheitserreger
– das tropische Protozoen

Kokosöl zur Zahnpflege
100% Virgin Kokosöl schmilzt leicht im Mund. Es kann ideal zur Verbesserung der Zahnhygiene verwendet werden. Kokosöl zum Ölziehen, zum Zähneputzen, alleine, oder in einer Mischung aus Kurkuma, vermindert die Entzündungsneigung im Mund und macht die Zähne mit der Zeit sichtbar heller und weißer. Möglich wird dies, durch die antibakteriellen Eigenschaften des Kokosöls und die antientzündlichen Eigenschaften des Kurkuma. Ausserdem schmeckt Kokosöl sehr angenehm, wer mag, kann sich in einem Salbentigel eine fertige Mischung aus Kokosöl, Kurkumapulver und eventuell noch ein paar Tropfen Minzöl machen und hat dann eine Spezialität für die optimale Mundhygiene wie sie nicht zu kaufen ist. Dabei muss man außerdem wissen, dass viele andere gesundheitlichen Probleme letztlich aus Entzündungsherden im Mund/Rachenraum herrühren können, was oft nicht bedacht und übersehen wird.

Kokosöl zur natürlichen Hautpflege
Konventionelle Hautcremes basieren Großteils auf Wasser. Trockene und faltige Haut dehnt sich durch Wasser aus. So entsteht kurz der Eindruck, dass die Haut straffer und besser aussieht. Der Nachteil: Wasser verweilt nur kurz in der Haut, wird schnell eingesaugt und vom Blutkreislauf in tiefere Areale transportiert. Bei vielen Feuchtigkeitscremes versucht man durch Zugabe von Pflanzenölen den kurzweiligen Effekt des Wassers auszugleichen, mit bitterem Beigeschmack, da hierzu meist hochraffinierte Öle verwendet werden. Diese können der Haut nicht die Nährstoffe liefern, die sie so dringend braucht. Naturbelassenes Kokosöl ist reich und Vitalstoffen und Antioxidantien. Antioxidantien sind wichtig, denn sie wirken dem Angriff freier Radikale entgegen, dem Prozess, der die Haut erschlaffen lässt. Ernähren wir uns gesund und vitalstoffreich, nehmen wir einen Großteil der Antioxidantien bereits über Nahrung zu uns. Das von außen aufgetragene Kokosöl versorgt die Haut zusätzlich mit wichtigen „Radikalfängern", schützt sie vor Umwelteinflüssen und hält sie auch auf lange Zeit geschmeidig. Die positiven Effekte von kaltgepresstem Kokosöl auf die Haut sind vielfältig, Kokosöl … – hält die Haut straff und elastisch – beugt Leberflecken vor – bleibt lange in der Haut, der Effekt hält länger nach – wirkt den Angriffen freier Radikale entgegen – bewahrt vor vorzeitiger Hautalterung – bietet optimalen Feuchtigkeitsschutz – trägt alte Hautzellen ab und verjüngt die Zellen – versorgt die Haut mit wichtigen Nährstoffen.

Kokosmehl / Kokospulver, extrafein, entölt, als schmackhafter natürlicher Ballaststoff
Unsere aktuelle zivilisatorische Ernährungsweise ist tendenziell gekennzeichnet durch zu viele Kalorien bei zu wenig Volumen und das in Verbindung mit viel zu wenig Bewegung. Das zusammen gibt eine explosive Mischung, was zu den bekannten weit verbreiteten Gesundheitsproblemen in der westlichen Welt führt. Übergewicht, Diabetes, Bluthochdruck und in der Folge davon Herz/Kreislauferkrankungen, Darm- und Gelenkerkrankungen bis hin zu Krebs. Krankheitsbilder, die weiter dramatisch zunehmen. Die unsere Gesundheitssysteme überfordern und dem einzelnen teilweise viel Leid bereiten. Ein wesentlicher Aspekt einer gesünderen Ernährungsweise ist

deshalb ein höherer Ballaststoffanteil in der Nahrung, der das Volumen vergrößern, für schneller Sättigung sorgt, den Cholesterinspiegel im Zaum hält und für eine gesunde Verdauung sorgt. Kokosmehl, bzw. Kokosballaststoffe können hierzu ideal eingesetzt werden. Das feine Pulver schmeckt gut, ist vielseitig verwendbar in Müsli, Smoothies, Backwaren und es wertet die Ernährungsweise durch seinen Ballaststoffgehalt ganz allgemein auf."

Quelle:
Topfruits

Wollt Ihr mehr wissen? Dann setzt Euch mit mir in Verbindung und wir vereinbaren einen Termin.
Bei der Umsetzung Eurer Ernährungsumstellung unterstütze ich Euch gerne mit Rat und Tat.
Dazu ist es nicht unbedingt notwendig, dass Ihr zu mir in die Praxis nach Bockhorn kommt. Möglich ist eine Unterstützung auch per Mail, am Telefon, am Handy oder über Skype.
Wenn Ihr Fragen habt, dann könnt Ihr Euch gerne mit mir per E-Mail in Verbindung setzen.
gesundheits_und_ernaehrungs_trainer@arcor.de
oder weitere Informationen über meine Homepage erfahren.

Ein schönes Wochenende und viele liebe Grüße sendet Euch Katrin

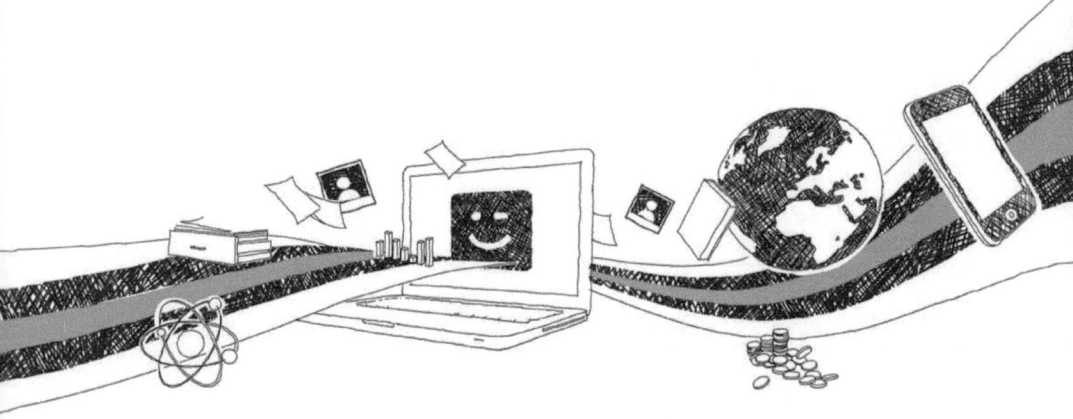
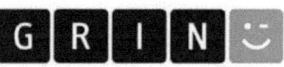